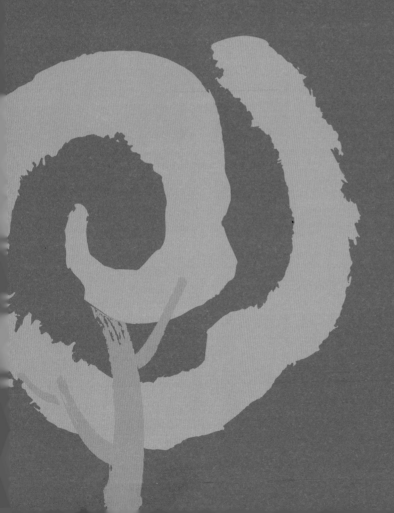

台灣書房

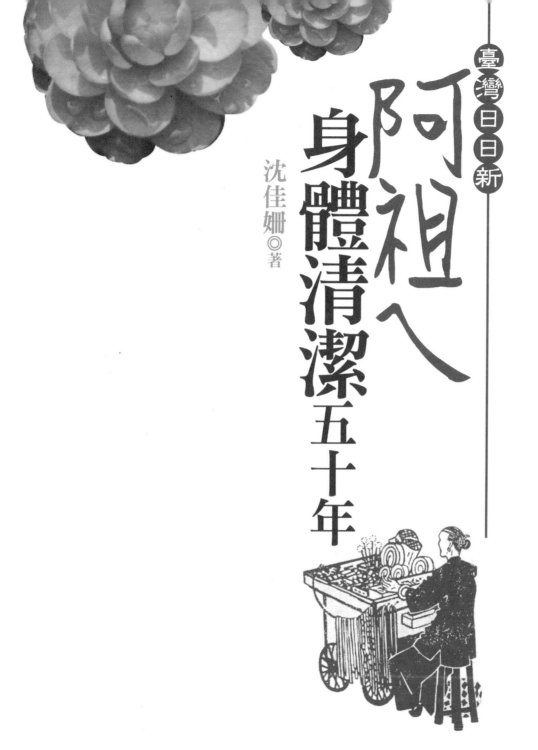

臺灣日日新

阿祖ㄟ身體清潔五十年

沈佳姍◎著

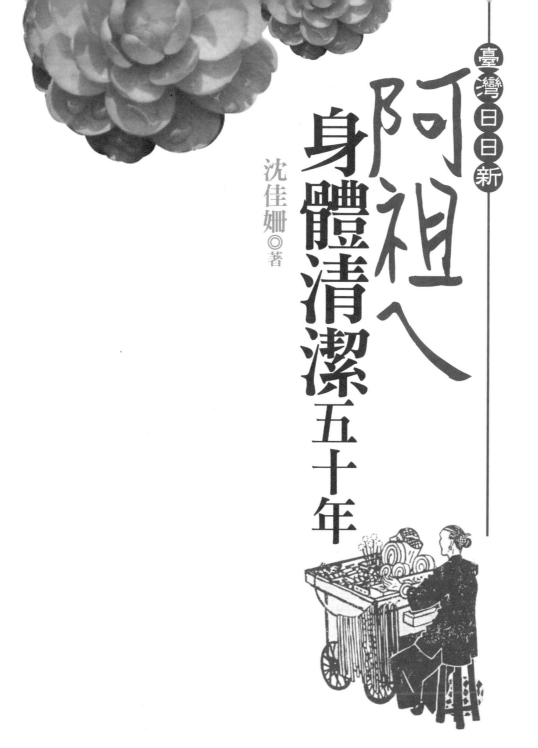

臺灣日日新

阿祖ㄟ身體清潔五十年

沈佳姍◎著

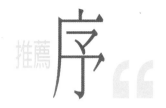

【彭明敏序】

　　一八九五年起，日本治臺五十年，不可避免地，這對於臺灣的社會、政治、經濟、文化、教育以及人民的生活風俗習慣帶來極大的衝擊和變革。至今雖已不只一世紀，這種深入複雜的激變，其內涵、性質、範圍、深度、後果如何，仍向歷史學者繼續提供著豐富的研究資料和許多的討論課題。日本領臺，立刻對此亞熱帶島嶼的公共衛生特別關注，如何改善住民的衛生便成為其施政重點之一。這對於住民的生活衛生習慣，有了極長深的影響。

　　著者沈佳姍專攻臺灣史，對於臺灣風俗史，尤其關於臺灣人衛生觀念和習慣及其演變，興趣特深。其碩士論文「二十世紀前半臺灣人之清潔生活──以身體清潔為主」，曾於二〇〇七年獲得「彭明敏文教基金會」的特獎。現在出版本書，不但對於學者專家，也對於有興趣於臺灣風俗史者，實有難得的貢獻，讀起來不只具有學術意義，也使一般讀者對於先人的衛生觀念和習慣以及其變化，發生興趣，增加知識。願向各界推薦此書，因為對於老少男女，不論是專家與否，它不失為一本好書，值得一讀。

　　在此，對於著者的努力用功表示欣佩和感謝，並祈其研究繼續進步和發展。

彭明敏

二〇〇八年十一月二十日於美國西部

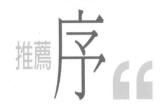

【張勝彥序】

　　本書作者沈佳姍小姐是位對日常生活充滿好奇心和熱情的學生，常有探求平凡事物背後的原理之慾望。她於學業方向上的興趣，也充分反映出她的個性。初期，佳姍因為對臺灣古蹟的好奇和喜好，因而進入臺北大學民俗藝術研究所深造；其後，又因為對日常生活方式的反省疑惑，毅然轉換跑道，探索起前輩臺灣人對身體的清潔方式和其相關生活樣貌。

　　本書就前輩臺灣人對身體的清潔方式和其相關生活樣貌，分為顏面頭髮的頭部、屁股下體的尻部和身體四肢的軀幹三大部分來敘述，依次述說從前臺灣人清潔打理各該部位的方法、用具、時間點和變化，並在以豐富有趣的圖像資料。由於內容所寫的是平易近人的生活往事，但是又涉及到歷史、社會、經濟、心理、民族尊嚴和文化生活等等多重複雜的面向，因此閱讀起來不只是輕鬆有趣，還「處處是學問，時時有驚奇」，此外並有附加知識和「共通性情感」的兩種好處。

　　於知識的增長上，藉由本書，可以了解二十世紀中葉以前，長達半個多世紀之臺灣人的日常清潔如何進行，以及得知我們現今許許多多的習慣是從何而來。閱讀之初，讀者已經進入臺灣歷史中的生活習俗史；若再深入一層，則能夠觸及、探看現象背後隱而未顯的心理情結和發生此導因的時空背景。於情感意義上，臺灣現在的資深和青壯世代對書中所述的生活應該還留有相關印象，新生代雖來不及經歷那個年代，但作者以

其理性和感性書寫日常起居的過去實像，所以均可以引起相當的共鳴。不論是作為茶餘飯後的話題，或是較為深入的學術研究，本書都可以提供閱讀者一些心得和靈感來源。

　　筆者致力於教學和研究工作多年，常教導學生，需認知生活常受歷史之支配，歷史雖如空氣般，感覺不到其存在，卻隨時隨地充斥四周，影響我們的生活習俗。因之，歷史與生活習俗之研究具相輔相成之關係。佳姍以其兼具史學和民俗學的學經歷背景，結合諸社會科學的方法和角度，以初生之犢不畏虎的態度，探求臺灣人日常的清潔起居在時間長河中的樣態和其間的改變，並以其認真憨直的性格，秉持著對家鄉住地的熱愛和對歷史本質的追求，寫作此書，其內容不僅充實且動人。相信讀者也能從此書中了解從前和感受到發現從前的樂趣。今此書即將刊行，筆者不勝高興，於茲特為之序。

國立臺北大學歷史學系教授
兼代民俗藝術研究所所長
暨兼人文學院院長　　張勝彥
2008年10月

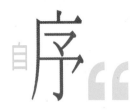

自序

如果要簡短地說說這本書，可以用「阿公阿祖如何刷牙洗面、擦尻川和洗身軀」的一句話來概括它。

為何會想寫這樣的題材？當我是碩士班學生時，兄長家生了個幼囝仔，由阿嬤擔任保姆，所以姑姑（就是筆者）也分享到跟著小寶貝一起長大的有趣經歷。在陪伴她的過程中，幫小小的身體擦屁股和洗澡是雙方成長過程中的必要程序；而在幫囝仔清理身體，或是教導小小朋友該項「社會化行為」的時候，筆者常好奇為何人類需要如此行事，又為何會覺得大便尿尿令人恐懼？以及當沒有衛生紙或香皂、洗髮精時，我們該怎麼辦的恐怖想像。

抱持著可愛（幼囝仔）、可怕（便便尿尿）和感動（有神奇的衛生紙和清潔用品）的複雜心理，以及好奇心理和對前人無現代生活物資時的由衷崇拜，筆者開始尋求相關的問題解答；並在查找資料的過程中，由於所聞所見太過有趣，像用海砂刷牙、竹木草片刮屁股、大便時被豬追、一生只洗三次澡之類，所以想和各位一同分享從前生活習慣是如何好玩和異於現在的想法，以及它是如何和我們現代生活接軌的經過。

此外，雖然是話說「從前」，但這個「從前」也不過是100到50年前左右，頂多是再延伸到30年前而已。從時間感上，它距離現在很近，但從生活的實際體驗上，卻又距離現在非常遙遠——明明它就是阿公阿祖輩的事情，甚至是四、五年級生的小時候經歷，但歷史變換之快速和我們對歷史事實的健忘，使它變得像遙遠的史前時代一樣，因此怎能不快點把它記錄下來呢？　又因為這是阿公阿祖輩的生活記錄，所以內文中有出現的注音部分不是現今常用的普通話讀音，而是台語（閩南話）；以及諺語的引用是為了尊重出處而沒有統一字的用法。

本書的內容乍看之下非常平實自然，實際上它的確也是如此；然而，這樣子日常的生活經驗，或這樣子的樸實無華，更能顯現出平凡之下的光芒璀璨。不論對曾有過此體驗的人，或對過去無所了解的人，當心神跟著本書回到過往的時光時，相信能更喚起內心深處被塵封許久的對生命的感動；而這份動心包含了多種方面，例如興奮於事物的新奇有趣、感受到前輩們追尋更美好生活所做出的努力，以及對我們有幸能享有今日便利舒適生活的衷心感謝等等。

　　希望各位也能和我一樣，醉心於發現臺灣小寶貝生活成長過程的各種趣味，和前輩們曾付出過的亮晶晶的汗水和淚水中。

　　最末，本文章的產生是集合多人之力所得的成果，包括我最親愛的家人，一再耐心指導的張勝彥老師、張炎憲老師、范燕秋老師，熱心提供生活經驗的受訪者，以及許許多多給予良善意見和關懷愛護的師長前輩們。其後，本文又榮獲林本源文教基金會、中央研究院臺灣史研究所、彭明敏文教基金會等單位的肯定與鼓勵。佳姍的感激無法言盡，謹於此處對各位報以最深切的感謝，謝謝。

筆者 書於昆陽自宅

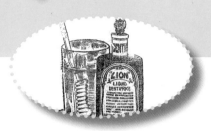

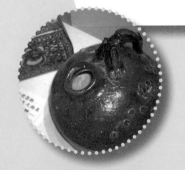

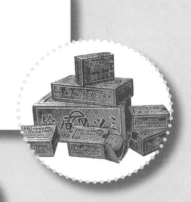

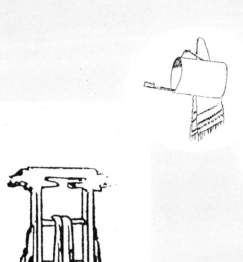

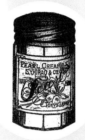

頭部清潔──顏面生活

把臉洗乾淨 天天有朝氣

1.洗面的行動原則

《禮記·內則》說：「男女未冠笄者，雞初鳴，咸盥漱，櫛，縰（梳髮髻），拂髦，總角，衿纓」、「婦事舅姑，如事父母，雞初鳴，咸盥漱……進盥，少者奉槃，長者奉水，請沃盥，盥卒，授巾。」漢人從上古時代開始，就會在起床後清潔自己的面容，再準備物品給父母尊長，方便他們潔淨面容；這樣子的習慣也在小孩的教科本中教導著，像是「凡盥面必以巾帕，庶護衣領，捲束兩袖，勿令有所濕」之類。洗臉在漢民族的習慣中，一直是重要的節儀、為人的根本。

在臺灣，從前的阿祖們也會像漢人祖先一樣的清潔臉部。比較明顯的記錄，像是清朝中期來到臺灣的商人必麒麟（Pickering，W. A.），說自己某天被雇用的「苦力」帶到嘉義附近一位很有名望的鄉紳的精美宅邸，進到豪華的寢室後一看：「拖鞋、熱水和毛巾都預備好了；洗過了瞼，好好地梳刷一番，並且換了衣服，我們的勞頓已經消除不少。」

● 必麒麟

另外，清末的義塾，禮義課中教導的內容也有一段是不可以「蓬頭垢面、不衫不履。」還有不知道流傳了多久的童謠所唱的：「做儂個新婦着知道理，晏晏睏，着早早起；起來梳頭抹粉點胭脂；入大廳，拭桌椅；入灶間，洗碗箸；踏入繡房繡針蒂。」以及諺語所說的：

「洗面 碍着耳」──冷語傷人、弄巧成拙

「洗面 永能碍着鼻」── 時常衝突
「能曉洗面 免若多水」── 做事的要領
「洗面洗耳邊，掃厝掃壁邊」── 有頭有尾；做事要徹底，注意容易忽略處
「年冬好收，查某人發嘴鬚」── 年冬豐收，農婦忙到沒有時間洗臉

從待客、學校教育，和生活語言中，都顯示出「洗面」在阿祖們的居家生活裡是一件很平常，而且必需要做的事。

對現在的我們來說，洗面也是很平常和很熟悉的事情；我們會用自來水、洗面乳或洗面皂，在浴室裡洗臉，之後再拿專門的毛巾或面紙把臉擦乾，次數最少也有早晚兩次。但是在二十世紀前後的臺灣，可是沒有像現在一樣有專門的「浴間」、一開就有的自來水，和專門的面用肥皂或是洗面乳的，過去阿祖們如果要洗臉，除了利用住家附近的河井，在流水旁邊進

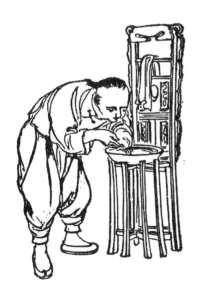

行洗滌外，主要還是將水挑提回家中存放，然後在廚房或是房間內，利用面盆裝水、面巾拭臉。又因為從前有濃厚的灶神信仰，其中一項禁忌就是（女子）不可以蓬頭垢面地進入廚房，不然灶神會因為生氣而降下災禍，而且家人們也不希望家中的女孩子一早起來就蓬頭垢面地四處遊走，很可能會嚇到人，所以通常婦女們起床後就會在房間內先洗面、梳髮好後，再步出房門，開始一天的活動；男子在這部分則沒有特別的要求。

● 《國民讀本》卷一第三課 洗面圖

　　如果是特殊的節日或一天中的「非常時刻」，不論貧富貴賤，都需要比平時還仔細的洗臉。像重要節慶或新年開正的當天，就要早點起床，比較繁瑣地清洗顏面和漱口，然後祭神拜祖。以臺中的林獻堂先生為例，他在新年時，當天的日記通常會特別記載「起床漱洗畢，與家人一同拜祖先、賀正」的場景；或是新竹公學校老師黃旺成，會「洗面穿衣往拜壽」；又例如醫生吳新榮在得知臺灣戰爭結束後，隔天一早也是「漱口洗面，後即獻香祖靈神佛」；其他像是感覺炎熱、骯髒、外出辦理大事、旅途後回家、與訪客見面前、吃飯後、睡覺前等等，也都是洗臉的時機。

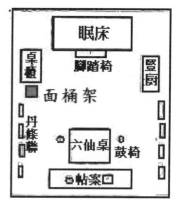

● 傳統房內擺設

　　如果家境稍有餘產，雖然同樣都是洗臉，但處理的方法和用具就會有所不同。用具的部分，除了有專人呈送毛巾、熱水、相關器具，用品的材質和花紋更細緻講究之外，臥房內還有一種附有置物平臺和鏡子，稱作「面桶架」的化粧架臺，位置多放置在眠床兩側牆壁的其中一邊。又如果是家中有舉辦宴會的時候，更能夠顯現出「富貴人家」在洗面時的複雜禮節。片岡巖《臺灣風俗誌》記載說：

　　　甜料理出時……客依主人勸說，以匙掬取甜汁食之，之後起身到別的椅子休憩，用阿片、菸草，各取所好。此時主人遣使送來裝有熱水的洗面器，取面巾浸濕絞乾，一一請客人使用，客人以之擦拭手及面，然後再回宴席用酒食，最終再出

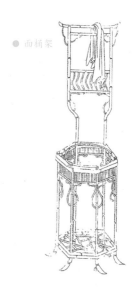

● 面桶架

甜品料理代表筵席結束，此時再以熱水擦拭手、面……

因為是中上流人士，所以有能力吃「富含油脂之食物」、參與有中途休息抽煙或鴉片膏的宴席、享受被他人服侍，多次洗臉洗手的樂趣。

又像是訂婚日的「食定」，飯後會有人端著臉盆、盤子，送來洗手水和毛巾（當然還是要包一點小紅包給端水的人，把感謝和喜氣更具體化），這種也是飯後洗面的表現之一。會有這樣子的習慣，可能是因為臺灣位處熱帶地方，容易流比較多汗，以及攝取完脂肪豐富的食物後，臉部自然會感覺比較油膩，而擦去用餐過程中產生的油脂和汗水，自然會覺得乾淨清爽，所以會有飯後洗面的習慣；尤其如果是用溫熱水來擦拭，一方面舒服，二方面也比較具有去除油污的能力。

人會被稱為「人類」，就是因為人有分類、人中有異；但是因為都是人種，身體的構造與感官相同，所以也有很大的同質性；像「洗面」這件事，不論東西方，早起和飯後洗面的習慣都是同樣的，就是人類群體異中有同的表現之一。即便至現在，只要是稍有格調的餐廳多會在飯前和飯後提供熱毛巾給客人擦手擦臉，這是現代的餐飲禮儀，但是也請別忽略它背後深遠的文化源流和意義。

2.事欲善，需器利

(1)河井加上水道水

之前大概提到了跟洗面有關的水源、面盆、面巾、皂鹼，但是阿祖們是使用什麼，怎麼使用，又在用法和來源上有沒有改變呢？

頭部清潔——顏面生活

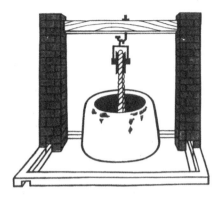
●井戶

以清潔行為最基礎的水利資源來說，臺灣一開始是沒有幫浦、自來水道這些東西的，如果家中有辦法挖一口自用井，就已經是很了不起的事；當阿祖們需要水的時候，就像電視上演的一樣，到河邊或井中一再地挑水，之後再倒入水缸，過程都很費時費力。日本人來了之後，因為生活的習慣、所受的教育不同，以及希望身體健康、臺灣進步的心理，所以當他們看到臺灣常常污水亂流，井水又多是構造不完全，容易被周圍的汙水竄透的時候，就開始陸陸續續地制定和頒布下水規則（1899年）、污物掃除法（1900年）、大清潔法施行規程（1905年）等等的律令，限制「污物」不可以隨便棄置，導致污染，以及要求井水、污物池等設備的清潔和良善，並且由當地的吏員或警察來監督管理。

另一方面，日本政府在增設井戶用水之外，也聘請內務省衛生工程顧問巴爾頓（W. K. Burton，1855～1899）來臺灣探查，設計適合各州郡的上、下水道藍圖，然後和其他工作同仁開始著手建設；現在在臺北公館地區的自來水博物館園區，就有一尊巴爾頓的銅像，紀念他對臺灣的卓越貢獻。

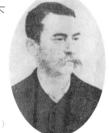

●英籍技師巴爾頓（Willian K.Burton）

1898年，淡水和基隆的上水（自來水）工程首先完工，之後陸續在臺灣的其他地區完成給水設備。由於潺潺的水流都是在既定的線道和鐵管內流動著，所以過去阿祖們都是稱呼這種水叫作「水道水」，「自來水」是後來才被普遍使用的通稱；一直到現在，臺語還是用「水道水」來稱呼自來水。

　　由於臺灣人剛開始的時候很難感覺出河井水和自來水在方便和現代感之外的其他差異，再加上各地區建構相關的設備需要時間，以及價格無論是從當時的物價，或是長久平均分擔設備費的眼光來看，普通人通常是沒有辦法負擔自來水設施的，所以初期有申請裝設自來水的人並不踴躍，水管主要還是提供給公家單位像是醫院、學校、監獄、行政機關，或是日本人的住宅使用；一直到日治末期，臺灣的自來水實供人口佔全臺灣居住戶數的比例都沒有超過20%。而水道水實際使用的情形，像臺中的林獻堂在1939年的日記所寫的：

　　雲龍使臺中星電氣商會見積（みつもる，預估）自役場前之水道延長至本宅之貯水井，其鐵管及費用四百七十二円（同元，當時的金錢單位）三十錢，余引其工人往後樓看其最高之處水力能達否。據工人云可以達到，遂決定敷設，適阿麵來，即將其事告之。余與她各負擔二百円，其餘由大安會社支出。

　　當時大安會社最高的專務職位月薪約一百五十円，普通的小工月薪是以「錢」記，而林獻堂家內的水道光是建設和設備費就將近五百円，不難想見申請自來水所需經費之巨，也難怪只有富裕的家庭和學校類的公家機關才有能力裝設自來水設備。

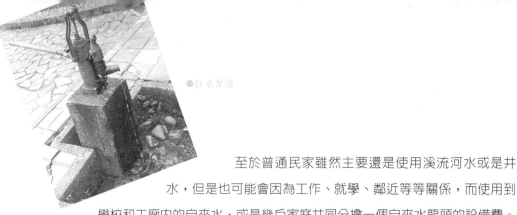
●打水幫浦

至於普通民家雖然主要還是使用溪流河水或是井水，但是也可能會因為工作、就學、鄰近等等關係，而使用到學校和工廠內的自來水，或是幾戶家庭共同分擔一個自來水龍頭的設備費。另外，即便是持續使用井水，但也因為技術進步，所以在傳統的繩索拉水桶法之外，還可以運用按壓式的幫浦取水法來取水。

(2)面盆面巾慣共用

盛裝洗面水的面盆臺語稱為「面桶」，日語是叫做「洗面器」，大部分是由陶瓷、金屬或木頭來製造，而且不論是圓面積或是體積容量，都比現在的塑膠製面桶還要小兩號。過去的臺灣，幾乎全部的漢民族家庭都是共用洗面盆，不是全家共用一個，就是同一個房間內的人共用一個，所以在普通的人家裡，全家所有的洗面器數量通常是一到三個之間。至於洗面器放置的地方，除了廚房或房間內的桌櫃上

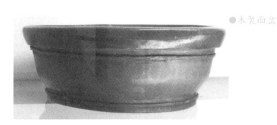
●木製面盆

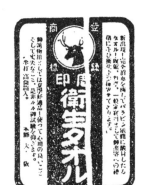
● 1921鹿牌 衛生タオル

18

外，還可能會放在一種叫做「面桶架」或「洗臉架」的瘦高架臺上，它的裝飾風格也會依造客家人或閩南人的民族性，各有深沉素雅或繁複華麗的特色；待西風盛行後，這種傳統的洗面架也由木製轉變為簡易耐用的金屬製，或是被西式的梳妝桌取代。

在洗面的過程中輔助摩擦去污，和洗面後拭乾水分，都需要「面巾」來幫忙。「面巾」是臺語的用法，從字義看，就是指擦臉的巾布。如黃旺成在1917年1月19日所記：「**午後備買過年日用什費共約一円，及齒粉、齒搣、雪文、面巾、香油等物及名刺**」，就有用到「面巾」一詞。過去的漢人古籍中比較少出現這個名詞，日語中則幾乎完全沒有這個用法；同樣的東西，日本人稱它為「手拭」（**てぬぐい**；手拭い，面部使用）或 **タオル**（towel，身體使用），另外，還有一種類似面巾，可是比較小型的擦臉布，叫做「手巾」，其實是指 **ハンカチ**（handkerchief），也就是「手帕」之類的物品。不知道是否因為受到中國和日本兩種語彙混合的影響，阿祖們也會稱呼面巾為「手巾仔」，而現在所熟知和通用的「毛巾」用法，則是在二次大戰結束，政權移轉後，才開始有的稱呼。

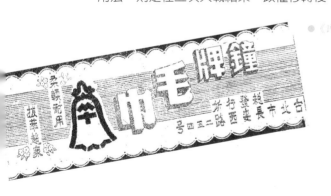

● 《民報》1946「鐘牌毛巾」廣告

●1898洗面器等物品新到著廣告

在過去，面巾通常是由一塊白布來充當，跟現在有很多突起狀毛絲纖維的毛巾有很大的不同；就像面桶一樣，面巾通常也是全家共用一至數條，很少有家庭會各自使用自己專享的毛巾。像是1920～1930年代，地方政府在苗栗通霄、中壢新屋、新竹香山、新竹舊港四個地區的調查統計，結果發現日本家庭中（不包含乳幼兒），除了新屋有一家五口的日人家庭是全家共用面巾，其餘的家庭全部都是使用各自專屬的面巾；而臺灣人家庭中有專用毛巾的數量，占該地區全部臺灣人數的比例，則分別是10.08%、3.45%、7.77%、17.16%，平均大約是10%。臺灣家庭有各自使用毛巾的比例不只是不高，各個地區之間也有差距；造成這種現象的原因除了各地區經濟力好壞的不同之外，也是因為傳統上有家族共用的習慣和觀念所致。

現在的我們會認為和他人一起共用衛生物品有點噁心、不自在，這是因為我們的生活中物資充裕，而且從小就被教育「私人物品」和「細菌」、「病毒」的基本觀念，這些潛意識深植在我們的腦海中，也反映在行為的表現上。過去的阿祖們因為物質條件的受限，以及不知道什麼是「傳染」或「細菌」，所以也不覺得共用毛巾有什麼問題，大家都認為物品全家共用是天經地義，再也自然不過的事；除此之外，阿祖們還會基於節省物資的立場，白色的面巾也通常會盡量利用到變成茶褐色，或嚴重破損後才更換。這一些情形都要到六、七〇年代，因為整體社會的觀念和物資數量發生改變之後，才漸漸地產生明顯且快速的變化。

(3) 皂鹼加強潔淨力

水和面巾的本身就可以去除油垢髒污，所以過去的阿祖們洗臉時不太需要再使用皂類的物品，除非是格外油膩時，才會用到皂鹼類的工具來加強清潔的功效；而這類的皂鹼咪仔，也是阿祖們洗面時所用到的四種工具——水源、面盆、面巾、皂鹼——中，在日治期間改變最大的。

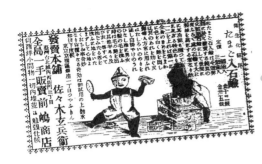
●1898衛生化妝用 —— 玉子石鹼

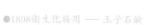

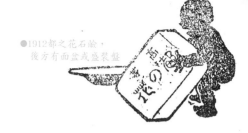
●1912都之花石鹼，後方有面盆或盛裝盤

●1931生蜂蜜洗臉效果好

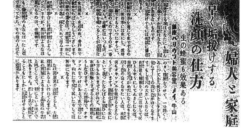

一開始，阿祖們都是使用茶箍、黃目籽（也就是無患子）這一類由天然植物加工製成的產品，稍有能力的人，也會購買來自臺海對岸的「漢式傳統肥皂」，或是由外國進口的「夷皂」（因為稱外國人作「夷」，所以他們製作的皂也叫「夷皂」）。但是最遲到日治中期後，不只是「夷皂」這種新式的化學肥皂（日語叫做「石鹼」，**せっけん**）已經被上、中、下各種階層廣泛地使用，還已經有了專門洗臉用的「洗顏劑」或「面用肥皂」。像《臺灣日日新報》在1920～1940年代就有廣告很多種類的洗臉劑，每一個階段著重的重點都有一些不同：

1929年強力報導 —— 面用石鹼、米糠水

1931年強力報導 —— 蜂蜜洗顏法

1938～1939年強力報導 —— 硫磺洗面

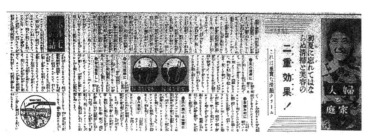
●1937洗臉防瘡

頭部清潔 —— 顏面生活

21

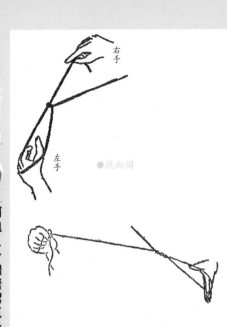

●挽面圖

右手

左手

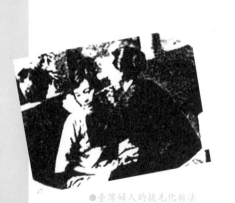

●臺灣婦人的拔毛化粧法

在廣告洗臉產品的同時，廠商或記者也會附帶教導「洗面美肌法」，像是要使用冷水洗臉，才不會長皺紋、早晚都要洗臉，才不會讓皮膚增厚，導致長痘痘……現今的洗臉觀念，其實是很久以前就已經產生的生活智慧。這樣子的實際廣告效果我們不得而知，但可以確定的是，即使新樣式的洗臉產品有打廣告，但多數阿祖們最常使用的還是工廠製造的肥皂和天然的茶箍，只是在新式肥皂的選擇上，有從普通皂或洗衣皂，進展到使用專門洗面皂的現象。

挽面修面除毛垢

平日的洗面外，阿祖們還有一種特殊的深層潔面法——挽面，臺語唸作「ㄇㄢˋ ㄇㄧㄣˊ」。挽面，就是利用一條棉線或苧仔線對摺，一頭用牙齒咬住，另一頭分成兩條，利用螺旋般打轉旋轉的方式在面部相絞，使線與臉部相互摩擦、擠壓，以達到拔除汗毛、粉刺、污垢的目的，讓臉部平整亮白，看起來就更漂亮，也比較容易上妝，而且肌毛也會生長得比較少；又因為肌膚有光彩，好運勢會隨之而來，所以也有說挽面具有開運的效果。簡單的說，「挽面」就是運用左右手、嘴巴，和一根細線，把臉上的細毛和垢物除去以潔面增麗的意思。

●挽面圖

　　挽面之前可以洗或不洗臉，而挽面婆會先準備一碗水、一塊白粉、細繩、錐等等，等到要挽面的時候，被挽的人坐在矮椅上，挽面婆坐的較高，然後兩人面面相對，才能開始作業。一開始，為了讓被挽者的頭毛不往下垂，所以會在髮際的地方綁一根細繩以擋住頭髮（現在都是戴上髮圈），之後在臉上擦上一層白粉（跟化妝時用的白粉略有不同），這層粉末有一說是可以稍稍減除挽面的疼痛，也有一說是能讓皮膚更乾燥一些，以方便拔除臉上的細毛；待臉上的挽面結束後，脖子附近的細毛也要同時拔去，才不會出現臉白、脖子黑的模樣。因為挽面需要技巧，大部分的人都不會，所以都要依賴專門的挽面婆，或是鄰居親友的互相幫忙；其中最妙的挽面法就是在柱上釘一根針，掛上細線，自己一個人就可以做得很好，不過會這種技術的人很少。一位曾學過挽面的阿嬤說：

> 我都自己挽，也會幫人，這是阿嬤教的。初學時不能用臉，所以一端纏腳指，夾小腿腳毛，看看能不能把毛夾起來，有沒有痛痛的。以前會挽面的人少，還有人用的會把皮咬起來，會脫皮。挽臉之前要不要洗面都可以，之後要用清水洗一洗，菜瓜水再拍一拍；不能用茶箍，會刺激，但經過一夜毛細孔吸收之後就可以了。

　　可能就是因為臺灣婦女習慣上不用剃刀（覺得會使肌理變粗），只有利用挽面法拔毛除垢，所以日治初期佐倉孫三說臺灣人是「*婦女不剃顏，以如我楊弓者；拔去顏毛，其狀似我打綿工者。是以肌膚滑澤，常帶豔色*」，認為臺灣女性的皮膚很好。

　　如果是結婚，在結婚典禮的前幾天，男女雙方也要共同選擇一個良辰吉日來修面祭神祖。男方會請剃頭師傅來家中廳堂，先由家長焚香敬告神祖，再由新郎上香，有錢人家更會請來八音吹奏喜樂，之後才開始替新郎剃頭修面。另外，臺灣習俗中男子成人的儀式——冠禮，是在十六歲以上三十歲以下舉行，通常也會和婚禮前的修面禮儀一同舉辦，最後再以「梳辮髮」、「戴冠」（稱為「加冠」）的儀式作為禮儀的結束。

　　同一天的相同時刻，女方也是一樣要修面拜神祖，但是是採取「挽面」的方式當作修面。這次為結婚而進行的挽面活動通常是女子第一次正式的挽面，所以稱為「開面」；它在清潔和美觀之外，也有改頭換面、年輕女孩蛻變為少婦的象徵性意義，所以還附有不少的祝祈儀式。像當天除了需要祭拜神明祖先，還要邀請父母健在、子孫成群的「好命人」來幫忙女方挽面；如果這位好命人對挽面沒有心得，就簡單的在臉上做個樣子，之後再請另一位適當的婦女來實際執行挽面的動作。挽面的時候，特別忌諱有人說「痛」，所以在儀式前必須要先告知所有圍觀的親友千萬不可以誤犯禁忌，不然喜家就會倒楣，這是誰也無法承擔得起的。儀式結束後，要送給挽面婆的禮金稱為「開挽錢」或「開面禮」，由男家負擔；金額在1920年代左右大約是四十到六十錢，再之前是約二十錢。包完禮金後就舉行「上頭戴幗」之禮，也就是把新娘的頭髮梳成橢圓形一大包的「龜仔頭」，然後插上簪仔，表示邁入已婚婦女的行列。

　　結婚之後，婦女最多一個月一次，最少也要在新年（農曆一月一日）、土地公生（農曆二月十六日）、清明節（農曆約三月三日）、端午節（農曆五月五日）、中元節（農曆七月十五日）等大節日到來之前挽面。過去相信，土地公生日當天不挽面，就會長出像土地公白毛、白

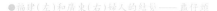
●福建（左）和廣東（右）婦人的結髮——龜仔頭

髮一樣的「土地公毛」；口謠「廿四送神，廿五挽面，廿六欲來去阿媽兜，廿七卜返來食馳走（按：台語，指豐盛的菜餚）」，也提醒著婦女們在過年前要記得挽面除舊。

等到日本政府治理一段時間後，因為社會環境的變化，臺灣婦女雖然在傳統上沒有以刀修臉的習慣，但是可能因為受到日籍婦女到理髮店修面的影響，所以日治中後期也可以見到臺籍婦女有用刀修面的行為。直到今日，挽面這種非平時的深層潔面法，雖然會因為時代的流行心理而有產業上的起伏盛衰情形，但方法和原則並沒有因為政局或新式潔面物品的進入而有太大的改變。

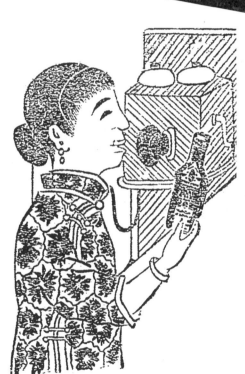
●1925鬢髮的女子

漱口又刷牙 細菌遠離我

1.刷牙漱口的從前

漢朝以前，漢民族就已經會運用生活週遭的清水、酒、鹽水、濃茶和藥水等等的液體來漱口，用手指、布、細骨頭、金屬、草木竹枝等等的尖銳工具來剔牙潔齒，或再配合著鹽、炭、燒灰末、藥粉末等等的刷劑來刷牙，這些也就成為傳統漢式配方的牙粉、牙膏與牙刷。至於現在已經發現的年紀最大的類似現代式樣貌的牙刷，則出現在遼朝國王的墓葬品中——兩支帶有雙排刷毛孔的牙刷柄（刷毛已經不見了）。

在不同文化的西方國度，他們過去清理口腔的工具有手指、骨頭、草莖、羽莖、木炭、鹽水、細砂、石末、嫩枝、小木片、小蘇打、白堊、碎布等各種物品，直到1780年，傳聞說某位英國犯人在被囚禁時，不知為何地拼湊起豬毛和骨頭，結果就產生了西方的第一支牙刷；還有一種說法是，清朝初年，一位法國籍的傳教士從北京將牙刷的樣本和製法帶回歐洲，西方人才開始認識到牙刷。雖然西方文明開始使用牙刷的時間比東方世界晚好幾百年，但他們在19世紀時，不論上中下哪一個階層，牙刷的使用都已經普及到某種層度，甚至影響到包含漢人社會的世界各地也使用起「西方式的」潔口用品來清潔自己的口腔。

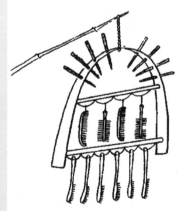

●賣牙刷

那麼，遠渡重洋來到寶島臺灣的阿祖們在十九、二十世紀交接之際，又是如何維持自己嘴巴內的清潔呢？從清末也有治療口腔疾病的洗口藥方：「相菝（按：為某種藥名）：小兒口痛，以水煎之，洗之則癒」，和祖先有用「晨起盥漱」、「漱口養生」、「食後漱口」、「飯後湯茶」之類的行為習慣來教育後代，都說明利用漱口和喝茶水來維持口腔清潔是流傳久遠的方法，只有刷牙和牙刷在當時並不普遍。如果我們從

1. 來到臺灣的傳教士很多是以拔牙聞名，最有名的就是1872年抵達臺灣的馬偕醫生。

2. 傳教士在1890年寫下臺灣人「被狗咬到了，用牙垢（愈陳愈有效）大量塗敷在傷口上」的記載。

3. 醫生吳新榮在日治時期說臺灣民俗中有種「齒笐可以治蜂的刺傷，豬屎可以治犬的咬傷」的療法。

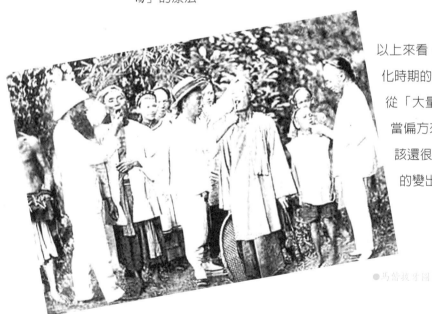

●馬偕拔牙圖

以上來看，把牙垢當作過去醫療知識未開化時期的治療方法並沒有什麼特別，但是從「大量的牙垢」，或動不動就拿牙垢當偏方來推探，當時的口腔清潔習慣應該還很有加強的空間，不然怎麼能隨意的變出牙垢，供應日常醫療所需呢？

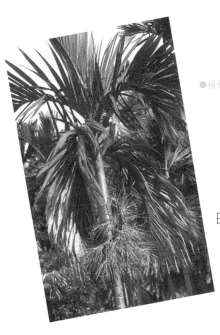

●檳榔樹

除了和口腔清潔有直接關係的漱口和可能有的刷牙外，日治時期來到臺灣的外國人，也對臺灣漢人不分閩客族系、男女性別、居住的地理位置和城鄉差別，全部都有咬嚼檳榔，結果導致「黑齒紅唇」，還有咬嚼後的渣渣和汁液會沿途隨地吐唾的景象，留下非常深刻的印象。

古早時候的檳榔調配法是用未熟的果子，加上石灰、柑仔蜜肉桂的果子、肉豆果、樟腦、蘆薈及麝香等諸種芳香性物質，和胡椒科植物（荖葉）包在一起咀嚼。吃檳榔對當時的阿祖們來說，功用不只是像原住民用來表達尊崇的敬意，還有好吃、芬芳口氣、養生、振奮精神、去除瘴氣的效用，以及也是重要的清潔口腔的方式之一。

那麼阿祖們在沒有牙刷，又不吃檳榔的時候，還有什麼方法可以清潔嘴巴呢？住在宜蘭的張阿嬤回憶說：

我的養父刷牙時會用手指淥淥。我從小也有刷牙，好像也有用牙刷。再以前就自己用粗

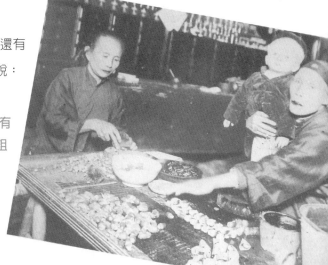

● 賣檳榔

28

布，像紗布一樣的，套/繞在手指上漱，這是自己想的。用「ㄍㄨㄟ洌仔」，就是像麵粉袋一樣的袋子，拿它比較粗糙的一面，洗洗乾淨後剪一剪，然後綁在手指上再沾海砂刷牙，用完後可以再洗一洗晾乾，重複使用。

所以，刷牙所利用的器柄除了牙刷，也可以使用手指、粗布這一類的用具。而比起刷牙所用的棒棒，跟清潔牙齒有關的沾劑就顯得相當多元多樣了；83歲的宜蘭王阿嬤和78歲的壯圍張阿嬤，分別說她們的小時候是用齒抿洗嘴：「也有齒粉，但是比較少，用鹽漱漱洗洗較多；從小也有刷牙，自己還想出來可以用膨粉當牙膏，用了之後牙齒會很白很亮」。或是「學漁夫用海底的乾淨的，沒有泥土的沙，挖一杯回家，要洗的時候就用手指漱，就不會生現在說的牙周病，也不會黃牙齒、蛀牙。」

不論是漢人傳統使用的鹽巴，或是得自漁家經驗的海沙、自己嘗試使用的膨粉（由大理石磨製成粉後壓模成形），所利用的都是很自然的物品；尤其沙子不需要任何花費，不只含有相同於鹽巴中的抗菌物質，微細又不溶化的顆粒更能夠幫助摩擦去垢。下回若是去有沙灘的海邊遊玩時，不妨也裝一杯乾淨的沙子回家洗牙齒試試；可是千萬要注意吐棄的地方，不然一堆沙子積在水管內，可是很容易堵住水管的喲。

至於嬰幼兒，因為沒有牙齒，口腔肌肉也尚未發展完全，所以不必像大人一樣又刷又漱的，但是阿祖們也有習慣要在滿月「度晬」的時候，拿祭拜過祖先的包子擦擦嬰兒的嘴巴，

同時唸「臭嘴去，芳嘴來」，然後把包子丟給狗吃，象徵小寶貝的嘴巴就可以因此臭去香來。另外，傳統也有說在嬰兒還沒有長大到滿四個月或是未滿週歲之前，也不能夠讓他吃豆類、茄子、發酵過的，以及蛋類的食品，不然以後長大不是會「蛀齒」，就是會「臭嘴」（口臭）。這以我們現在的眼光來看，會覺得好笑又迷信，但是在臭嘴、蛀牙的背後，卻是祖先為了保護嬰兒還沒有發展完全的消化系統的深厚關愛，所以就利用這種方法來「嚇」家長，希望能夠藉此確保孩子的身體健康。

2.牙刷牙膏表文明

利用清水、鹽巴、海砂、膨粉、手指、粗布等等物品，或是傳統漢方式的牙粉牙膏來刷洗牙齒，都不能算是當時刷牙用具的主流；當阿祖們學到應該要刷牙漱口的觀念後，最被普遍使用的還是現代式的牙刷和牙膏。在日治時期，臺灣的牙刷大部分是來自臺海對岸或是日本的進口品，稱呼有「牙掃」、「齒楊子」（中國、日本對牙刷的舊稱）、「齒刷子」（日文）、齒ブラシ（ブラシ也就是brush）或「ㄅㄧ ㄨㄅㄟ」（台語：齒抿）。

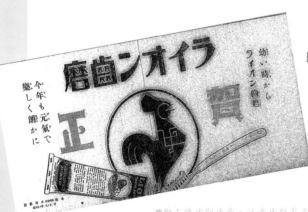

●獅王牌牙刷牙膏，注意牙刷有高低起伏，
牙刷柄上寫「齒刷子」

製作的方法，有傳統的「人工製」和新時代的「機器製」兩種。人工製作的流程，大約是先將刷毛經過長時間的浸泡後，使用添加了硼酸等等的藥料清洗，晒乾，依照刷毛的長短分類，然後視需求將刷毛剪成一定的長度，最後就是在已經打好齒孔（孔洞的長度是牙刷炳

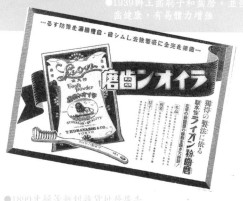

●1939獅王齒刷子和齒磨，並強調牙齒健康，有易體力增強

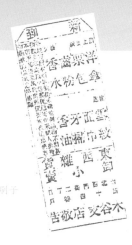

●1925獅王齒刷子

●1899牙掃等新到雜貨批發廣告

完全消毒　ライオン萬歳　歯刷子

頭厚度的一半）的牙刷柄上穿加鬃毛；如果是機器製造，則是在機製的刷柄外，還能夠由機器理毛、植毛。早期的製毛作業因為技術關係，會有「牙刷的毛都會落進嘴裡」的情形，所以坊間也有專門重新植毛的修理牙刷小販。

　　材料的選擇上，刷柄是使用牛腿骨這一類的直長獸骨，或是在當時算是非常先進的塑膠（當時稱為「賽璐珞」）來製造。而牙刷頭上的刷毛，直到美國杜邦化工在1930年發明出尼龍前身的合成纖維，以及歐樂B繼之在1950年推出尼龍刷毛代替動物鬃毛的牙刷上市之前，主要都是取材自豬鬃或馬尾毛；當時刷毛的外型也像今日的牙刷一樣，有平面或是鋸齒狀，有的刷毛還會配合凹凸的齒形，頂端或兩側會有凸起的幅度。

　　阿祖們以前在使用現代式的牙刷時，通常不太知道牙刷毛的材質是什麼，也沒有閒暇的心情探究牙刷毛的背後來源，只覺得有牙刷用就很了不起了，尤其是自己有一枝專用的牙刷時，

頭部清潔──顏面生活

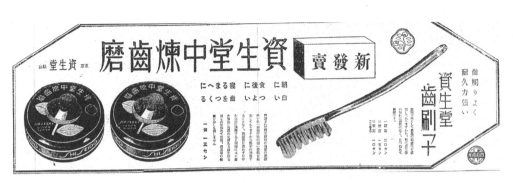

●1938資生堂齒刷子和煉齒磨

但是有感覺當時的刷毛「跟現在的毛不同」。時代的變換快速，現在的年輕一代已經難以想像動物毛在自己嘴裡前後刷動的感覺，但是從掃除用的「鬃刷」（豬鬃刷）、化妝用的「蜜粉刷」（如羊毛刷），或是穿在身上的「毛」衣服（如羊毛衣）等等，在人類知道如何使用化學品合成之前，也都是利用天然的動物毛髮來幫助我們生活的更舒適這點來看，既然這些動物毛一直以來都被使用在人類的臉上和身上，那麼把這些動物毛髮使用在清潔嘴巴的用途上，也就一點都不會覺得奇怪了。

有了能夠支撐身體力道和深入口腔角落進行清潔的牙刷後，最好還要有可以加強清潔效用的沾劑來增進刷牙行動的效果。這一類的沾劑，我們現在稱為牙膏牙粉，在阿祖時代，日語則稱呼它作「齒磨」。

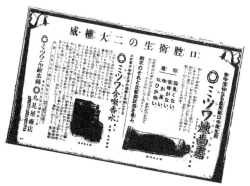

●1923ミツワ煉齒磨 含漱香水

●1938資生堂中齒磨

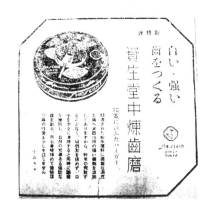

1919年，醫學士黑川義信在《臺灣醫學會雜誌》上，介紹當時的齒磨有「粉製」、「煉製」和「水製」三大類別，型態分別是粉狀、膏狀、和含漱劑（如漱口水之類）三種。「粉製」型是由碳酸鈣（碳酸石灰）、碳酸、香料、石鹼粉、殺菌劑等等各種化學成分混合製成的粉狀物品，「煉製」型則是將內涵稍做改變，然後再利用某種黏著物質，讓它成為黏綢的膏狀，「水製」型則是使物品成為像液體一樣的形狀；不管是哪一種型態，只要有再加入主要製造成分之外的特別添加物，都可以成為「特種齒磨」，也就是特殊牙膏或牙粉。

●獅王煉齒磨

　　使用的習慣上，歐美國家和他們的領地、殖民地，主要是使用煉製的牙膏，只有很少數的地區會使用粉製產品；而日本的統治範圍──包括臺灣──則和他們相反，主要是使用粉製齒磨，只有少數地區才會像歐美地區一樣使用煉製物品。其中，膏狀的潔口劑，也就是管裝牙膏，美國最遲在1850年的時候已經開始有工廠在製造、量販了；1888年，日本的資生堂株式會社也開始在國內的廠房生產日本的第一瓶牙膏，取名叫作「Fukuhara潔白牙膏」，售價是當時潔牙粉的六倍左右，但因為號稱它有高素質的清潔效能，或許還帶有一種類似「媚外」和「彰顯富貴」的心理，所以在日本也銷售的不錯。

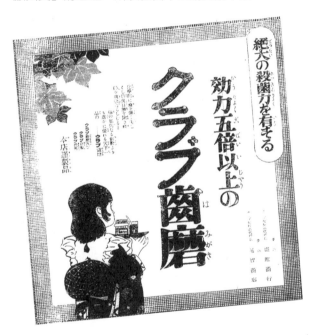

●1917club齒磨，效力五倍以上

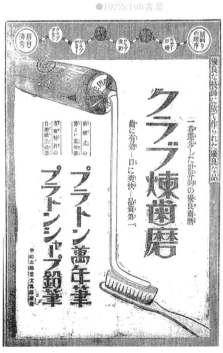

●1922club齒磨

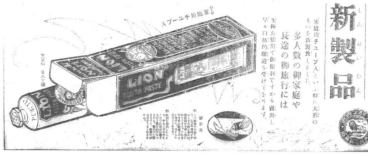

ラィオン煉歯磨

●1925獅王煉歯磨

新製品

「家庭用チューブ入」といふに大形のものを新製致しました。多人数の御家庭や長途の御旅行には至極御便利ですから御試用の上早々白熱の歓迎を受けております。

LION TOOTH PASTE

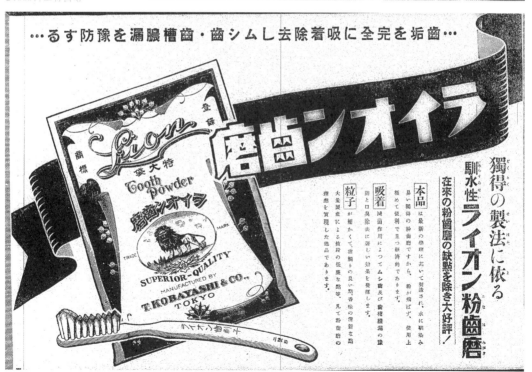

●1939獅王粉歯磨

…歯垢を完全に吸着除去しムシ歯・歯槽膿漏を豫防する…

ラィオン歯磨

特大號 Lion Tooth Powder ラィオン粉歯磨 SUPERIOR-QUALITY MANUFACTURED BY T.KOBAYASHI & CO., TOKYO

獨得の製法に依る

馴水性ライオン粉歯磨

在來の粉歯磨の缺點を除き大好評！

本品は最新の學理に基いて製造され、水に馴染み易い獨得の粉歯磨ですから、粉が飛ばず、使用上極めて便利で且つ經濟的であります。

吸着 減齒作用によつてムシ歯及び歯槽膿漏の豫防と口臭除去に著しい效果を發揮します。

粒子が細かくて、歯間もの良い間、番味の清新な點、大量廉賈による値段の低廉な點等、凡て粉歯磨の理想を實現した他品であります。

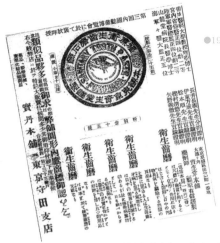

●1989資生堂衛生齒磨

在臺灣，這一類的物品可以在1898年7月《臺灣日日新報》上的一則廣告上看到。這篇廣告寫著他們的牙膏、牙粉不僅是品牌有保障，該產品還有經過帝國醫科大學博士教授、宮內省侍醫、陸軍軍醫總監等等的醫界權威實驗證明，確實是具有驅除口臭、撲滅黴菌等的清潔衛生效果，所以常常使用可以達到保護牙齒，不生齒病的好處；廣告上也有標明訂價，牙粉賣十五錢、牙膏大號的賣二十五錢、小號的賣十五錢（元＝円＝一百錢；當時去一趟公共澡堂大約二到三錢）。雖然廣告上寫的好處多多，但是因為價格並不「親民」，以及臺灣人還沒有「必需要使用」的認知，所以這時候會使用現代式牙膏牙粉的阿祖人數是不多的。但是到1908年時，至少是住在城市內的阿祖們，有不少人已經有在使用牙刷、牙粉、肥皂這一類的新時代物品。而在「要使用牙膏還是牙粉」的選擇上，雖然牙膏和牙粉大約是在同一個時間輸入臺灣，但可能是因為牙膏比牙粉昂貴，再加上日本人的習慣是使用牙粉，所以當時已經有使用到現代口腔清潔產品的阿祖們，通常會因為經濟考量和週遭人的使用情況而選用牙粉，而不是牙膏。但也有種情形是，如一位西醫家庭長大的彭教授說，因為當時的牙醫師說齒粉的顆粒較粗，不像齒膏般滑順smooth，容易傷害牙齒的琺瑯質，所以從小父親就不准家人使用齒粉，都是使用齒膏。

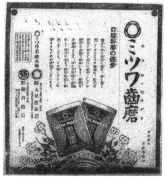

稱呼的方面，因為牙膏和牙刷這一類的潔口劑主要還是由日本人引進，所以名稱上除了用原本的外來語發音直接稱名外，主要還是使用日語對它的稱呼。牙粉依照它的形體，一般是被稱為「齒磨粉（**はみがき ご**）」，牙膏也是因此類推地稱為「煉齒磨（**ねり は みがき**）」；「齒磨（**は かぎ**）」則是包含牙膏牙粉在內的一切潔口劑的通稱。從日治臺灣初期的廣告中所見，或許是顧慮到臺灣本地的語言問題，也可能是日語本身「齒磨粉」的縮寫或簡稱（日語中常會有簡稱用語以節省時間），所以也有用去除了「磨」字的「齒粉」（臺語唸作「ㄎㄧ ㄈㄨㄣˋ」，照語意解釋就是「用在牙齒上的粉」）來稱呼牙粉；而臺語稱呼牙膏的「ㄎㄧ ㄍㄨ」（齒膏），則可能是來源自日語齒磨粉「は みがき ご」的最後兩音「きご ㄎㄧ ㄍㄨ」，也可能是因為「膏」字的本意而發「ㄍㄨ」的音。

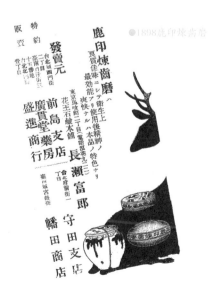

牙膏牙粉語彙變遷推測表：

特色	平假名	可能原因	臺語名稱	戰後
粉製	（齒磨（はかぎ）） 齒磨粉（は みがき ご）	1.臺灣本地語法 2.日語本身的縮寫或簡稱	齒粉 ㄎㄧ ㄈㄨㄣˋ	牙粉
煉製	煉齒磨（ねり は みがき）	1.因爲「膏」字的本意 2.齒磨粉的最後音 「きご（ki go）」而發	齒膏 ㄎㄧ ㄍㄡ	牙膏

　　現在通用話所說的「牙粉」、「牙膏」，則似乎是在二次大戰結束，臺灣轉歸國民政府統治後，才傳入臺灣的語詞；原因可能有兩個，一種是從語源學來看，因為漢語習慣稱牙齒為「牙」，日語的習慣卻是反之稱「齒」，當臺灣受日本統治時，用法自然是採用日語，所以日治時期都是用「齒」膏「齒」粉來稱呼，到國民政府統治後就隨政府用法而改用「牙」膏「牙」粉來稱呼，一直到現在。

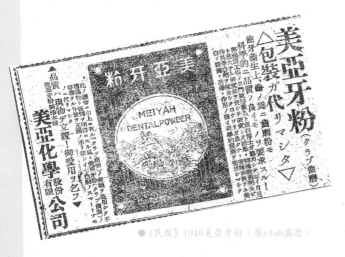

●《民報》1946美亞牙粉（原club齒磨）

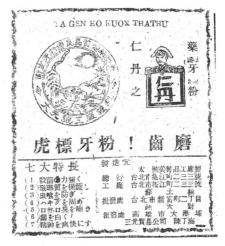

●《民報》1946
仁丹藥牙粉、虎標牙粉！齒磨

另一種則是從實際的文獻資料所得推測，因為從日治時期的各種報章雜誌所見，都是採用「齒磨粉」、「齒磨」或「煉齒磨」的用法，但是政權轉移後的報紙廣告，卻幾乎一律改名稱為「牙粉」或「牙膏」，只有1946年的報紙上仍然可以偶爾見到「齒磨」的字影，所以牙膏牙粉也可以算是在臺灣新興的詞彙。此外，除了用品的名稱隨統治政府的用法而轉換，相關產品的進口或製造商也相對於日治時期以日商為主、獨帥的局勢，大為改變，成為以美國或中國大陸製造的牙膏牙刷為主。

3. 從用量看見社會

部分的臺灣人在日治初期的時候就已經開始有了刷牙的習慣，但是他們大部分都是有能力負擔，和有機會學習相關生活經驗的中上層階層，而且習慣上似乎是早晨刷牙，晚上漱口，跟現在習慣的早晚都要刷牙有些不同；同一個時期的普通人家就不太有刷牙的習慣，頂多是在早上起床後漱漱口，去一去嘴巴的苦臭味而已。

到1920年代晚期，阿祖們刷牙漱口的情形隨著時間的發展，在各個地區都已經普遍到一定程度，即使是生活在偏僻農村的普通民家，只要不是很窮困的家庭，通常都會使用牙粉、牙膏刷牙，只是在使用時刻的選擇上，仍然是只著重在早晨起床後的刷牙行為，如果當天早上沒有刷牙就用漱口代替，晚上則是連漱口的行動都不一定會有；到1930年代後期，不只大家都會刷牙、擁有自己專有牙刷的人數比例有增加，阿祖們每天的刷牙次數也改變了。

產生這樣子變化的原因有很多，像是日治時期的新式國民教育就有對於日常生活應有的清

頭部清潔 ── 顏面生活

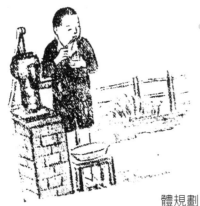

● 《初等國語教材》刷牙圖

潔觀念和態度的要求和教導。其中在刷牙漱口方面，低
年級的課本中不只有課文和圖像的相關表達，教師更會
運用實際的物品當教材，在課堂上現場教導學童如何使
用，每一學年也有固定的口腔檢查和教育；在學校的整
體規劃中，不論哪一個級別，洗面（手）臺也都是一定會有的基
本設備。隨著臺灣學生就學數量的增加 ，一方面是學生在就讀的當下就改變了自己的習慣，
以及再影響到家人或鄰居的生活習慣，另一方面，這種習慣也會擴散到自己的子女、家庭，和
生活所在的社會地域、群體社群中，影響到更多人。

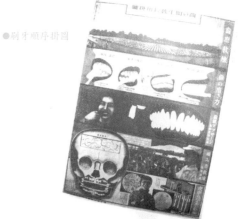

● 刷牙順序掛圖

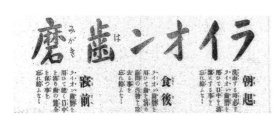

● 1912獅王齒磨，強調一天需於朝起、食後、寢前使用

■1899年時有受國民學校的臺籍學童數為9817人，同一年的私塾學童數是25215人；但在這一年之
後，接受新式教育的臺籍學童數每年都有大約二千到四千人的增長，這樣子的漲幅不只在1904年時
開始超過就讀傳統教育—私塾—的學童數量，更是在1916年後以極快速地幅度增加。參見附表一。

●1937club齒磨，左上角提醒六月四日為蟲齒（蛀牙）預防日，右下處有教育正確刷牙法

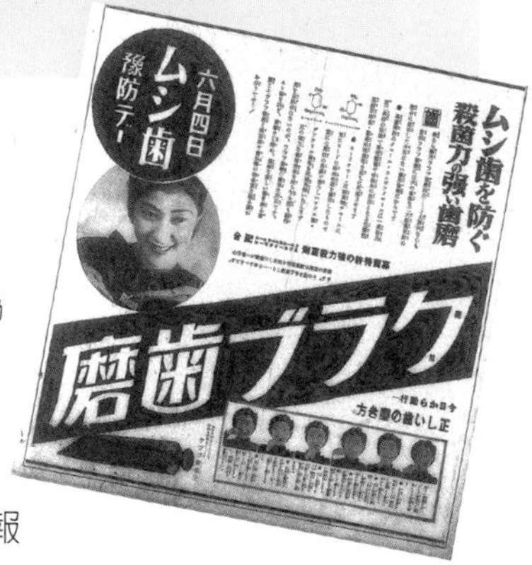

學校教育之外，在社會的教育上，日本政府有訂六月四日為「齲齒豫防日」，這一天要宣導口腔衛生，還要進行實際的口腔檢查；報章雜誌也經常用專題文章、報導或廣告的形式，刊登要注意口腔衛生之類的訊息、知識；經由家人、學校，或社會的報紙、職場、演講等公眾教育或社會生活，阿祖們可以從中學習、潛移默化，漸漸改變對於口腔的清潔行為。另外，還有部分8、90歲的阿祖們回憶說，自己原本是只有早上睡起來會因為有「臭臭」而刷牙，但是結婚後，因為夫妻間怕嘴臭，「會歹勢」，所以開始早晚都有刷牙。

對事物有了認識與瞭解，還要有能力上的配合，才能確實達成實際上的生活改變。現在在市面上還可以見到的「獅王」牌系列產品，它現階段的品牌魅力雖然比不上「黑人」、「高露潔」之類的美式品牌，但是它在八十年前的臺灣也是個響叮噹的名牌。像1931年前後，日本製的獅王牌牙刷牙膏的尺寸和價格分別是：

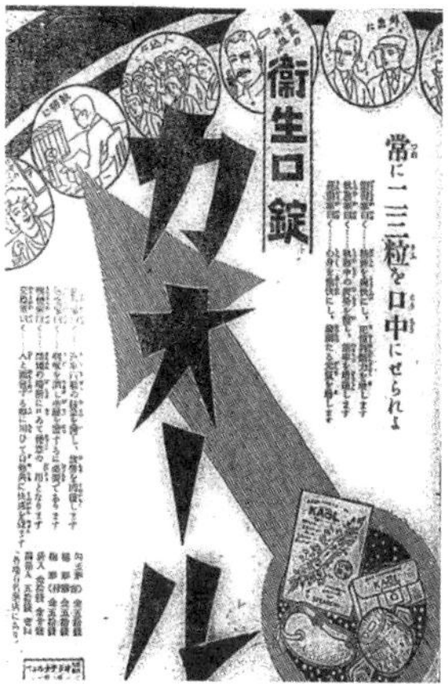

●1921衛生口錠，一錠在口，身心愉快

獅王牌	小形	中形	大形
牙刷價格	28錢	26錢	22錢
牙膏價格	15錢	25錢	32錢

　　有趣的是，從各種廣告所見到其他品牌的相關產品，價錢也差不多是如此，而且從1900年代到1930年代的價格數目變化並不大。雖然售價的數字沒變，但是請千萬別忘記，這個世界上有「通貨膨脹」的現象，它最淺明的表徵就是錢的價值愈來愈小。如果我們比較各年度的薪資所得和物價指數，可以發現1920年是1914年以來薪資和物價的最高峰（因為臺灣的內亂已安全平穩和第一次世界大戰結束），之後略有下滑起伏；可是若從薪資和物價持續上漲，但是刷牙用品的價格卻沒有太大的變動來看，可以看出口腔清潔用具相對之下是愈來愈便宜、大眾化，而且能夠負擔的。在有「要使用」牙膏牙刷的認知背景條件，和「有能力負擔」牙膏牙刷的使用，兩相配合的雙重作用下，難怪「刷牙」這件事在阿祖們的生活中會愈來愈普遍，也愈來愈平常。只是有幾點要附加說明，就是牙刷和牙膏的使用情形有很多（尤其是在中下階層）是全家共用的形式；形成這個現象的主要原因在經濟問題之外，更是因為傳統中有全家共用物資的觀念習慣所導致，而這部分就需要依賴教育、對傳染病、細菌觀等認知的提高，以及經濟能力的更加優渥，才能

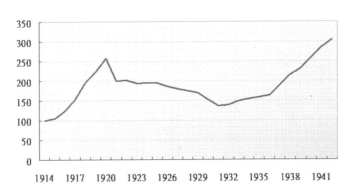

●物價指數變遷圖

進一步地助長它的改變。而且，雖然刷牙已經成為大眾普遍的日常生活作息，但是有這個習慣的人口比例也不是100%的，像年紀愈大通常也愈不容易改變既有的習慣等原因，所以，刷牙頻率和人口的比重也有著地區和年齡上的差距。

　　總而言之，社會、教育、和經濟，都是造成阿祖們口腔清潔習慣改變的原因，並也間接促使原本利用咬嚼檳榔來清潔口腔的習慣發生變化，以及帶動民俗中相關禮品的變革。像1943年左右日本政府針對臺灣檳榔族所進行的調查，結果發現：

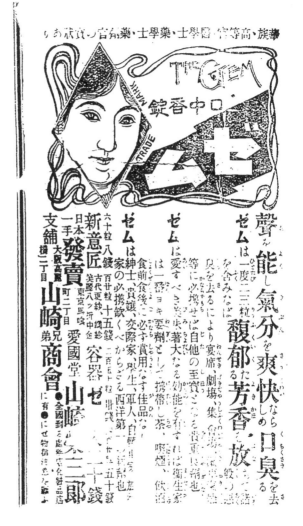

●1904口腔清潔外，還需要「口中香錠」

43

1. 都會中已經很少有人有吃檳榔的習慣

2. 不論在城市或鄉村，會吃檳榔的都是以老年人居多

以及，3. 吃檳榔跟得到蛀牙的比率成明顯的反比例，也就是說檳榔吃愈多的人，得到蛀牙的機會愈少

還有臺灣婦女的陪嫁品從1920年代後，開始漸漸增加了漱口杯、牙膏、牙刷、面巾這類的刷牙用品；又像是在臺南地方，大約1900～1920年時，不論是送聘、答聘、完聘或婚嫁，當天都要送給親家一盤檳榔，但是在約1935年之後則已經沒有這項禮品，有的地方或是改用菸草一盤或二十包代替檳榔當作贈禮……這些風俗習慣的改變也是導因於吃檳榔風氣的減少，和刷牙漱口習慣增加的作息變化所致。

口鼻分泌需處理

如何處理鼻涕，也是面容清潔法之一環。在過去連擦屁股都不太會使用粗紙的年代，更遑論會拿粗紙來擦鼻涕，所以阿祖們面對鼻涕時，主要是用各式布類（含衣袖）和清水當作拭除物，另外，手指也是非常好的「除涕物品」，所以有說臺人「便後一般不用紙而用竹或木片，鼻涕則用手解決，因此農村的紙類消費很少。」

1910～1920年代的臺灣人用手指擤拭鼻涕，再將污手在流水中洗滌，或塗擦在身旁的任一

個建築、物品上，似乎是不分男女老少、上下尊卑的行為，大家都習以為常，也沒有人認為這有什麼不對；但在日本統治者的眼中，這種行為卻是很驚奇鄙俗的（但請切記，並非所有的日本人均是如此「先進」）：

> 臺島歌妓，猶我藝妓。芳紀自十二、三至十六、七，衣鮮麗，粉黛凝粹……天嬌可愛。唯同客飲食、手拭涕鼻二事，稍屬異樣之觀耳。評曰：與客同飲食，何妨？至以手拭涕鼻，則宜加改善者！非歟？（佐倉孫三，1900）

> 中飯後，正往窗外望，見一著薄茶色絹上衣淺黃色木棉褲，年約三十三四之本島紳士，手拿紙煙，意氣風發地由辦公大廳正門走進人民休息所。剛行至吾之窗前，真面目露出，「嗤」一聲，竟然以手提鼻涕，不但如此，還將手上鼻涕塗在三支木樁之上。（伊藤春海，1905）

用手指擤拭鼻涕對有識者來說實在太不雅觀，也有礙衛生、助長疾病傳播，所以日本政府雖然沒有在當下立即明文規定禁止，但卻有從學校和社會教育著手，希望能潛移默化地改變這種習慣。例如在學校的課堂教育中，「修身科」第一學年、第一學期的第一課〈學校〉，就有規定學生要攜帶手巾及「鼻紙」到學校，而且唾痰一定要吐在痰壺裡。又像1910年2月有一篇報導說：

> 八芝林公學校生徒。在舊曆正月間立契約。禁止一切賭事。竝如廁必用粗紙。及洗手用巾拭淨。竝嚴以手拂涕。以冀漸次與內地人同樣。……事雖細微。而生徒能如此自勉。亦見該校長一善化也。

這名校長可能是帶著大和民族較漢人優越的心理來要求學生一同立下這樣子的誓約，也

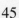

頭部清潔——顏面生活

很可能純粹就是為了希望學生們能享有更美好和現代的生活所以才力行此教化。另外，部分受了現代化教育的阿祖們一方面從本身做起，或是籌組「手鼻涕禁止同盟會」這一類的組織來推廣相關意識，另一方面也將面對自己同胞這種「不良習慣」的現象和矛盾心情放在作品中，例如：

> 陳有三經常穿著浴衣，笨拙地繫著寬條布帶，毫無目的地漫步街頭，看著如同石罅中的雜草那般生命力的人們，想著自己與他們之間有某種距離，一種優越感悄悄而生。搖搖晃晃的漫步中，看到咻地用手攔鼻涕的纏足老婦女……便蹙起輕蔑的眉頭。（龍瑛宗，《植有木瓜樹的小鎮》）

但是即使是用手指攏拭或隨手亂甩、隨地擦拭，總是好過任由鼻涕在臉上橫溢的人。歌謠

> 以前頭殼（頭腦）是真定（硬），社會非常無衛生，囝仔鼻流沒曉銃（不會拭），愛哭嘴食無時停（不斷）……囝仔銃（擦）鼻七（拭）手掩，街頭巷尾專臨門……

就呈現了古早時候的小孩鼻涕亂流，卻沒有擦拭的情形；阿祖們也用「鼻水流落嘴」、「鼻流無知清」、「食甜食鹹，臭骸鼻黏」等等俚語，藉著鼻水流到嘴巴都不會揩拭、清理的象徵，暗虧某人是傻到極點的呆子。

至於痰和口水，華人可能天生的口內分泌物就比其他的人種還多，所以有吐痰的習慣。痰盂是居家生活中重要的物品之一，但是除了吐在痰盂內，過去的臺灣人對於口內的痰，從記錄所見，也是不分上下階層和年紀，多有亂吐的習慣。例如：

上午八時五十分，自艋舺（萬華）搭火車，在頭等車室內有一土人（按：指臺灣人），在腰懸臺上睡覺，已經有侮辱日本人的感覺，他不時在睡覺中向車室內散吐青痰，渠等好像甚不了解公德心，他在枋橋（板橋）下車，諒必是林本源家的一員…。（子浦子，1907）

由於臺灣人隨意吐痰的情形嚴重，痰還會傳染疾病，所以不論在學校或是社會教育中，痰不可以亂吐都是很重要的教育要項；尤其醫界在二十世紀中期前一直無法有效地治療結核病，僅知道患者的痰是重要的傳染源，所以臺灣總督府也針對結核防治，制訂了一系列像是不可以隨意吐痰、應該利用痰盂、取締隨地吐痰等等的社會的防疫辦法。

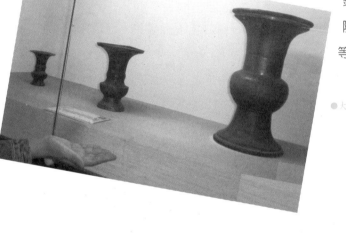

●大中小型痰盂

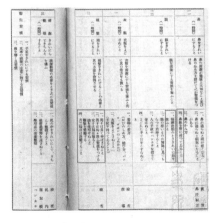
●岡山市深根尋常高等小學校
　衛生訓練細目

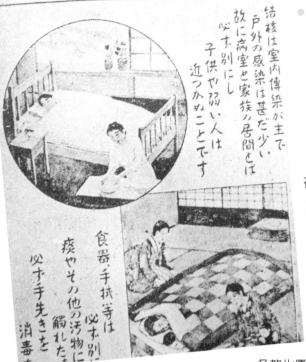

結核は家庭病

●結核病預防

　舉例來說，像臺北州的海山郡（約現在三鶯、板橋、樹林一帶）自1914年（加入第一次世界大戰）到1937年（中日戰爭開始）宣布推行皇民化運動，其間先後設立了四個不同階段的機構，承先啟後地推展社會生活風俗改善運動。其中在公共衛生方面，有「不用手擤鼻涕，不隨地吐痰」運動，由學校、男女青年團和各教化團體會員倡導並力求實踐；到1937年前後，該地區除了學校和公共場所都普遍放置有痰罐可供吐痰外，學生和社會青壯男女多也已經會使用紙或手帕來擤鼻涕，也不會隨地吐痰。

　整體而言，雖然同時期的臺灣人有因為不同的地理和家庭背景而顯現出大不相同的生活習慣，但是歷經了將近五十年的習慣養成後，到了日治末期戰後初期，至少在受過基礎教育的阿祖們身上，擤鼻涕已經有從用手到使用衛生紙，和吐痰從隨地到不任意為之的改變，以及視隨意擤鼻涕和吐痰為不合節儀、不衛生行為的意識出現。

千萬髮絲長　綿綿不斷情

1.頂上風光富文化

　　頭髮是身體毛髮的一種，所以臺語稱頭髮為「頭毛」，就是因為它是長在頭上的毛髮。它的本身具有保護皮膚、吸引異性（或美觀）、檢查身體狀況等等的生理實用性功能，在族群觀念的意識中，也象徵著文明、禮教和尊嚴的文化意義。

　　臺灣歷經七〇年代身體的解放運動後，頭髮或直或捲，或長或短，或天然或染色，都隨個人喜歡，再如何奇特的髮型，都能用「新潮」、「前衛」、「展現特色」來美稱，但在阿祖或曾曾祖的時代，可不是這樣子的情況。

　　十九世紀末二十世紀初的臺灣人髮型，依照常規是男童剃光頭或留幾撮呈塊狀的頭髮在頭上，等到年紀較長之後，就開始像古裝戲一樣地「薙髮留辮」，而長長的辮子可以讓它自然地垂在背後，或是一圈圈地盤繞在頭上，然後再用深色的布巾將盤整好的頭髮包起。

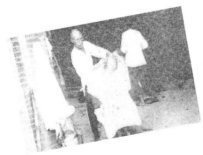

　　過去的查哺祖們，不論是剃髮或是編結長長的辮髮，大部分會請理頭髮的小販來幫忙；程序是，擔著器械徘徊街上的剃頭人先解下擔子放在像停仔腳、屋簷之類的涼陰處，

●騎樓下的理髮師

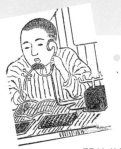

●1925半頭男子

擺好坐椅和承裝器具的盤子後，就開始剃髮，等前半部的剃髮完成後，後半部的頭髮就用粗齒的梳子梳理整齊，再用細齒的篦子去除污垢，然後將頭髮分成三小辮綁成辮子；過程中還附帶按摩、挖耳朵、剪鼻毛等等服務。但是，傳染或是細菌的衛生觀念在過去並不發達，不少傳染病會經由剃頭的過程中傳播，最常見的就是「臭頭」，甚至連眼病也會由此傳染。之前提到的用布包住頭的習慣，它在防曬、吸汗、整髮、避瘴癘毒、保暖外，也有保護因為得到臭頭而皮膚潰爛的頭部不受到蠅蟲騷擾的重要用途。

查某祖們則是在童年的時候綁成小包頭，等到接近適婚年齡的時候，就改綁辮子垂在背後，或是利用辮子編結成各種花樣；結婚之後，婦女們的髮型一律變成「髮絲全部盤整成一大團」的髻髮樣式，也一樣可以有各種花式。查某祖的頂上風光之繁複多變，只能用型態萬千來形容，但凡事總有定規，各種髮式在年齡和身分之外，從種族和

●1933剃刀片販售(修髮用)

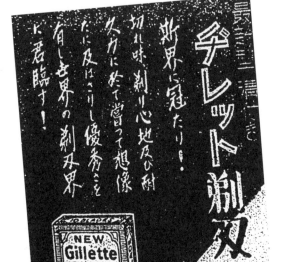

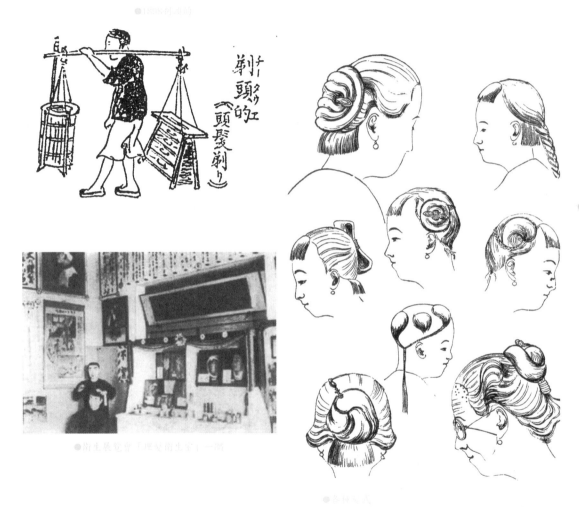

剃頭的（頭髮剃り）

●1938刊出的

●衛生展覽會「理髮的生活」一隅

●各種人式

頭部清潔──顏面生活

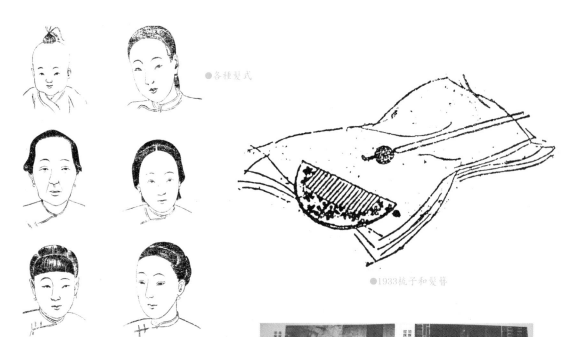

●各種髮式

●1933梳子和髮簪

地區等類別，也可以看出各種髮型間的異
同與特性。而且不管如何變換造型，也不
論男女老少貧富貴賤，社會禮制對所有人
的最終要求就是頭髮必須要整潔不亂，所
以阿祖們每天早上睜開眼睛後，首先要做
的事不是洗臉就是梳頭，之後才能走出房
門，進行當天要做的活動，否則不僅會遭
到他人的「眼神暗示」，還認為會被神靈
無形的神威所懲罰。

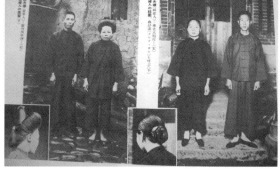

● （右）閩族夫婦－台北大稻埕；（右下）閩族
婦人「龜仔頭」；（左）粵族夫婦－新竹州中
壢（左下）粵族婦人的髻

2.齒棒髮簪宜理頭

(1)梳子篦子好幫手

過去不論是男性或女性阿祖，頭髮通常是從小留到老，沒有修剪；如何維持長長的頭髮整齊柔順不搔癢，就是阿祖們的日常生活作業。有首歌謠中的一段話是這麼唱的：

> 祖先專是中國人，五十年前留頭鬃（辮髮），查某縛腳會粗重，穿插（衣穿）全部無相同。……時代束縛舊禮教，查某縛腳甲梳頭，平素不曾出門口，千金小姐店（居）繡樓。

> 查哺頭鬃長大抱（一大捆），富戶長袍甲羊羔，文人出鬥戴碗帽，僥倖（糟糕）虱母蠕蠕綞。若是紳士較幼秀（瀟灑），願鬃放直生尾溜（垂髮狀），水年激（眩示）燙麵線紐，逐個（個個）虱母生歸球（一大堆）。

> 早時頭鬃真鎮塊（麻煩），粗夫着因（捆縛）頭鬃螺（束髮）、查某囝仔未出嫁，頼鬃專結紅凸紗（毛線）。查哺熱天赤水褲（染澀的短褲），通通染澀踏田土，赤人腳巾做頭布，包到頭殼者大菰（這麼一大塊）。

長髮不只會增加生活和洗滌的麻煩，還會滋長虱母、生垢生癢；由於傳統社會並不贊成常洗頭，所以要解決頭皮癢癢的難題，就需要某些工具來幫忙，其中最常被使用的，就是梳子。

梳子是人類仿造手指製造出帶有尖尺的理髮工具，有多種的型制和相應的名稱、功用；它最基本的功能是梳理頭髮，後來也延伸出固定髮型、裝飾頭部、標誌富有、愛情見證等等的功用和象徵，並被應用在身體的養生和頭部的清潔上；製作材料方面，從前的梳子大部分是

用木、竹或獸角類的材料做成，其中用牛角做的梳子最堅固耐用，過去多認為是福州師父所製作的角梳最棒，臺灣在清朝末年時也開始有了這項技術；型制上，則可以因為梳齒的疏密，大分為齒疏的「梳」和齒密的「篦」兩種。

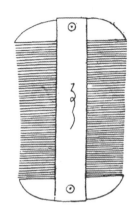

篦齒因為細密，所以主要功能是用來清除長髮中的頭屑油垢和虱卵，稱為「櫛髮」或「篦髮」。從前的男士如果不剃頭，或是剃頭結束，理髮師都會用篦子幫客人櫛髮，去除蟲垢和增加腦部細胞的活力；女士則是因為有足不出戶的傳統，所以是在自己家裡的房間內或是後院中，一絡一絡的依序篦髮。方法是把撕薄了的棉花塞在篦子上一排，等篦好了頭髮，再把棉花剔下來，污垢就會隨著棉花一起下來，之後就可以直接將棉花扔掉；或是直接用篦子篦髮，最後再清理篦子上的污垢。

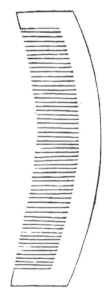

這樣子的篦髮不只花時間，還很麻煩，但是從前的人頭髮很長，不方便清洗，而且洗頭後還要小心不要吹到風受了涼，不然會得到「頭風」（以前沒有吹風機），所以習慣上是不常洗頭的；正是因為如此，所以阿祖們就必須利用梳子或篦子的梳理動作，在讓頭髮美觀整齊和活絡血脈之外，也能夠去除頭髮或頭皮上的蟲卵、灰塵、油垢等等雜物，好讓頭皮能夠感覺舒服一點。反過來說，因

●篦和梳

為有櫛髮式的頭皮清潔，可以減少洗頭的次數，風吹入毛細孔內的機會就隨之降低，得到頭風或感冒等疾病的機會也相對減低，有助身體的養生和保健，所以千萬不要小看梳或篦的動作，這也是效用無窮的阿祖智慧。

（2）色香味具花髮簪

除了梳蓖，髮簪也是頭上重要的清潔和裝飾物。簪者，「西京雜記云漢武帝遇李夫人就取玉簪搔頭自是後宮接用玉搔頭焉。」說明簪的功用之一就是「搔頭」以「止癢」，又不會弄亂盤整好的髮型；這在過去「三日一沐」（三天洗一次頭），或是把不洗頭當作日常養生法的傳統風俗中，是很重要的維持身體舒爽的工具。

在硬質的髮簪外，臺灣女性不論年紀老少、位置城鄉、留著長短髮，還非常喜歡使用「花簪」，尤其年紀愈長的婦女，對花簪的需求通常也愈大。花簪有兩種，一種是由新鮮的生花製作，多採用香氣濃郁的時令花卉，例如三月的鷹爪桃花和玉蘭花、四月盛出的雞腳蘭，其他還有像是樹蘭、含笑、木犀、山茶、茉莉、黃枝（梔子）花等等，依花開的節令而選擇採用，而

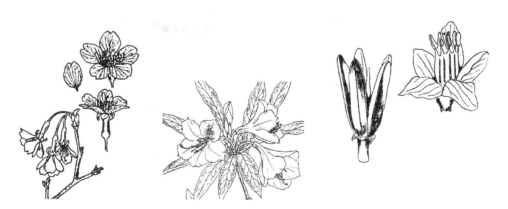

端午節的時候還會再加上特別的香草，呼應「毒日」之「去邪氣」傳統民俗。另一種是用細辛、五加、肉桂、良姜、白蕊、丁香、三奈、排草、靈香等等的各種香料做為原料，磨成粉末後再加水捏製或壓模，再將花模型曬乾，就成為手工製造的「香花」，也就是人工花簪；雖然人工花簪不像自然的真花生動、新鮮，但是方便又保存的久，所以也頗受到婦女同好們的喜愛，尤其是年紀較長的婦人。

　配戴花簪的原因，除了有香氣、賞心悅目、結婚時增加喜氣外，還包括了一些宗教民俗和生理衛生的意義。像部分阿祖認為，除非是家中有喪事，不然如果婦女沒有戴著花簪就走進廚房，就會被認為是對神靈（灶君）不敬，會因此而遭受到天神降下的災禍；又像是有傳說說，在農曆三月二十日，註生娘娘誕生日的時候，將放置在娘娘前面供奉的花簪取下插在頭髮上，就可以得到娘娘的祝福，送來一個寶貝孩子。另外，傳統文獻有記：

「江南婦女采蘭葉置髮中，令頭不脂」
玉芙蓉「色綠而粉，葉似艾，微香，摘插頭上，能去髮垢」

說明花簪在美觀之外，還可以減少頭垢的產生或感覺，而且花香也能夠有效地遮蓋頭髮的油垢味，讓人感覺更清爽。所以，花簪實際上具有芬芳、悅目、信仰和清潔感等等心理和生理上的多重功效。

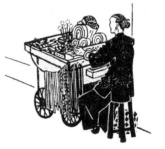

●亭仔腳小販，有販賣髮簪

3.柔柔亮亮最動人

頭髮不論怎麼梳整，都會有毛躁、乾澀的時候，這時候就需要替髮絲補充潤滑或黏著劑，讓它光澤又容易整理。現在的我們有髮臘、髮雕、髮妝水，那阿祖們是用什麼東西來解決毛毛燥燥的三千煩惱絲呢？

清朝時，臺灣南部地區原住民會利用稱為「奇馬」的動物油脂和叫作「龍舌草」（蘆薈）的草葉汁液來潤髮；漢人血統的阿祖們，則會利用茶油（包含苦茶油、山茶花油、香油）、燻油等等的植物性油脂，和雞玲仔、粘柴等具有黏稠性質的植物汁液來潤髮。

茶油的臺語就是「ㄅㄟˊ ㄧㄨˊ」或「茶仔油」，顧名思義，就是從茶樹取得的油脂。臺灣雖然有產茶製茶，在十九世紀和二十世紀上半葉更是三大出產品之一（茶、糖與樟腦），然而茶油的用途廣泛，可以用來食用、調製藥物或肥皂之類的各種物品、當潤滑劑、燈火油、香水香油、輔助製造菸絲、潤染髮、當洗滌劑……臺島本地的自製茶油受到技術侷限和需求大於產量的緣故，不夠供應全島的需求，所以茶油在日治中期以前仍然有大部分是從臺海對岸進口。直到1911年，臺北製油公司在桃竹、嘉義一帶的產茶山區實驗成功，使茶油不論在質或量上都有很大的進步，才開始逐漸減少中國茶油的進口、輸入。

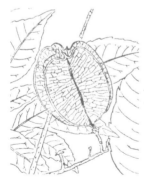

●無患子

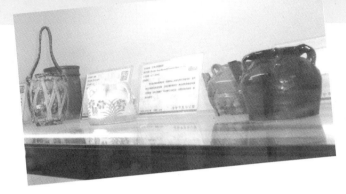

●各種茶油罐子

如果有需要茶油的時候，普通人家可以從商店或製茶工地直接購買，但更常是由專門的、移動式的「茶油商」來販賣相關的物品（與賣雜細的商販不同）；每當聽見「ㄎㄞ· ㄎㄞ·」的敲擊物品聲音時，阿祖們就知道是賣茶油、茶箍之類茶產品的商人來了，有需要的人就趕快準備罐子，花幾角錢向商人購買茶油之類的物品裝到罐子裡，回家後再分裝到像手掌一般大小的罐子內，然後放在房間的鏡子前，當頭髮毛毛亂亂的時候就在頭鬃上塗抹一下，就可以讓頭髮比較服貼、有光澤。

塗抹的時候，油脂是塗在前面的頭髮上，不是整頭都塗，所以晚上一樣可以躺著睡覺；又因為它是天然的滋潤油質，所以不用像現在的髮雕一樣，當天要洗完頭後才能睡覺，而且也不用每天抹，有時候好幾天才抹一次就可以了。至於茶油中的香油製品，因為是混合茶油、芝麻油、其他種類的油品所共同製造而成，黏性較低，所以比較適合頭髮稀疏的中老年人，用來黏住稀薄卻又蓬亂的頭髮使用。

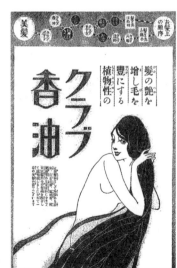

●1921 club香油

　　茶油之外，「燻油」也是很常用的頭髮滋養聖品。燻油的臺語叫做「ㄏㄨㄣ ㄧㄨˊ」，或許可以寫成「昏油」，指的就是經過煙燻所得到的油脂。它主要取材自樟樹的汁液，再經過層層的蒸餾手續之後所製成。也和茶油一樣，燻油有很多方面的用途，其中一項就是可以當作頭髮的「潤髮防蟲保黑劑」。使用的方法是，洗完頭髮後，滴幾滴燻油在清水中再次漂潤髮絲，就可以讓頭髮烏黑亮麗不乾燥，還有人說可以預防頭皮屑和長虱蟲；也可以在梳頭髮前，加入一些濃茶之類的液體在燻油中，讓燻油的成分稍微稀薄後，然後再在頭髮上抹一點，髮絲不只會因為得到滋潤而容易梳理（尤其在以前長頭髮的時代，這是必須有的作業流程），在盤整髮髻或髮辮的時候，也會因為油脂的黏性和重量而使頭髮更服貼柔順。

　　其他具有類似功效的整髮秘訣，則有草仔類的「雞伶仔」和樹皮汁液的「粘柴」。

　　雞伶仔是一種草，上面有兩三支長長的穗，和黑黑的籽；籽的本身帶有某種黏綢性物質，所以把籽打一打後就會生黏，可以直接擦在頭髮上（一樣是前半部的毛髮，不是整頭），也可以加水放在鍋子內煮，滾了之後再將黏液儲放在罐子裡，再用一枝雞毛沾些酒，罐子內的四個角落各滴一些，就比較不會臭掉；要用的時候，就倒一些在碗裡，再塗在頭髮上，頭毛就會像沾了髮臘一樣硬硬的，有形又不毛燥。

　　「粘柴」則是將屬於樟科植物的「落鼻楠」、「香楠」，以及其他同科樹木的枝幹外皮，一起削剝成像薄紙一樣的形狀，浸泡水中後所產生的黏汁也可以用來塗抹頭髮，固定髮絲。

　　以上各種潤澤頭髮的物品都含有植物天然的辛香精油氣味，在滋潤定型之外，也可以防蟲祛蟲，有助長髮清潔衛生的維持。

頭部清潔——顏面生活

各式髮用品廣告

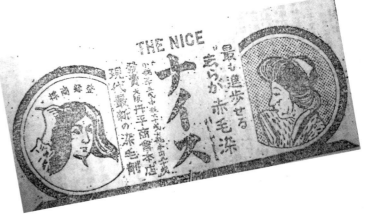

●1910 nice染髮制

るらせ用愛も最に間人婦貴！紳

高等香油
チヂーリオイル
紳士貴婦人用

本品は有色透明の香油にして油髮の發生を助け、惡臭を除き、延上及眠毛を防ぎ、縮毛を直し、如何なる赤毛を悉のしと其他衛生上に缺くべからざる香油なり

定價大ヘ五十五錢中坂四
小瓶二十五錢小

東京市日本橋區本町二丁目
（芳香藥調所）
高橋初次郎
（長距離加入）（電話本局四一三番）

●1904 香油

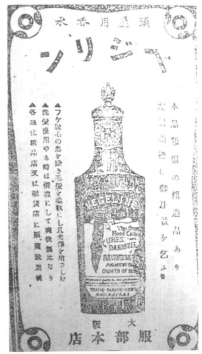

頭髮用香水
ジェリン

▲本品頭髮の根造品あり本品商標を御注意を乞ふ

▲フケ黐毛の惡を除き毛髮を柔軟にし且光澤を增さしむ

▲洗髮使用ゆる時は滑澤にして爽快氣比なり

▲各處化粧品店又は雜貨店に賣買致居候

大阪
服部本店

●1912高級髮用香水

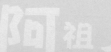

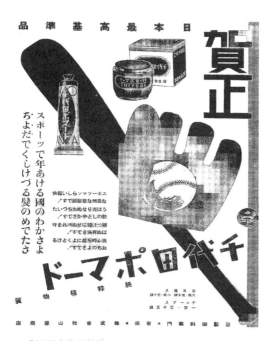

●1935千代田髪脂

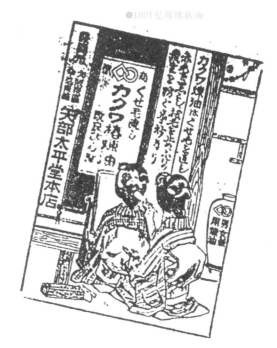

●1921髪用煉椿油

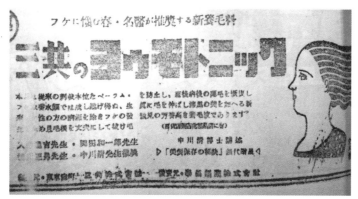

●1933養髪劑

頭部清潔──顔面生活

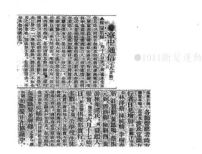

●1911斷髮運動

為誰捨去煩惱絲

　　臺灣斷髮運動的興起是在新時代的潮流，以及臺海對岸的中國和韓國斷髮風氣的激盪下而開始興起。最早開始有剪斷頭髮的公開呼籲，是1911年初（1912年也就是民國元年），《臺灣日日新報》的記者謝汝銓，與臺北的士紳黃玉階所共同發起的「斷髮不改裝會」；他們舉出辮髮不合時代潮流、不衛生、不方便、有礙同化等等的理由，認為臺灣的男士們急需要剪除掉背後長長的辮子，以新面貌、新思維的身心面對新時代，才是邁向未來的正確道路，所以就在同年的2月11日紀元節的當天，公開呼籲鼓勵斷髮的理念；不久之後，各個地區有相同意識的街庄長、公學校教師、紳商名流等紛紛響應，再加上日本政府的鼓吹和以法令要求，「斷髮」不只是成為代表時代的一種潮流，更是表達自我意念的一種象徵，臺灣男子的髮式也是到這個時候才開始有明顯的改變。

　　這種短髮式的新式髮型，在普通階層、老人、男童和學生身上，因為方便和學校的規定，大部分是理成光頭或平頭，中上階層的男士則因為較注重外表的體面感，通常會理成西裝頭，再塗抹上茶油之類的潤澤有黏性物品，讓頭髮整齊油亮。1915年，總督府更趁勢而起，通令各地方廳長將斷髮事項附加在各地的保甲規約中，正式利用保甲制度全面地推行斷髮運動。

●1917男子的西裝頭

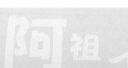

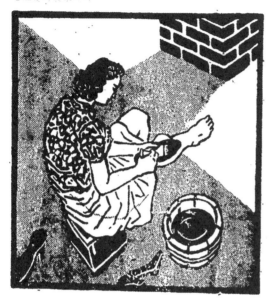
●短髮的農家婦女

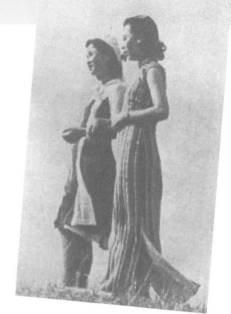
●臺灣神社外短髮的時尚婦女

　　女子的斷髮風尚則開始較晚，是一直到1920年代，歐洲的女權思想蓬勃興起，有識者認為，伴隨著女人數千世紀的舊式長髮，整理起來曠時費事，還有礙衛生，相比較之下，短髮不只能夠象徵婦女對自由的追求以及對自我掌控的獨立意志，而且簡潔清爽，也能從外貌上展現現代女性的自主和能幹形象，所以開始大量興起女性的斷髮運動。這股思潮改變的浪潮主要是經由日本傳遞到臺灣，再加上這段時期投入社會活動的臺灣女性日漸增加，以及政府和民間的有識份子一同推動，所以女子剪髮的風氣也快速地席捲臺灣各地。

　　在形貌上，女子的短髮不一定是剪成剛好到耳朵下或肩膀上方的長度，可能會稍長一些，然後再綁成辮子頭或盤成小小的髻髮；樣式則可以大致分為單純的直髮（比較講究的也是有打層次）和時尚的捲燙髮兩種。在學校裡，頭髮也是生活檢查的要項之一，通常中小學生是剪成齊耳短髮的妹妹頭，像卡通小丸子裡的小學生一樣；青少年髮長約肩下，綁兩條辮子；婦女則盤髮髻或燙成大約肩上長度的短髮。燙髮的樣式也有很多種，但是以劉海和髮尾都燙得捲捲翹翹的「**いちまき**」，和後腦處有波浪狀的燙髮為最主要的兩種形式。維持髮型的方法也頗有趣，像**いちまき**型的，就是在晚上用手指捲捲頭髮後，用橡皮筋之類的物品綁起來（別懷疑，當時的確已經有了橡膠製，並且可彈性伸縮的物品），隔天早上起來後頭髮仍是一樣會圓圓翹翹的，甚至比原先的燙髮樣子還要捲曲俏麗。

　　等到1930年代的時候，除了部份老人家，臺灣各地已經不太能看到留著一頭長髮的男女了。在當時，短髮的造型不只是美觀方便，也是地位和流行的象徵。一個人的頭髮如果光亮整齊，就能讓整個人有清潔舒適、時尚的感覺；如果再經過特意的整燙修飾，像是頭髮油亮到閃

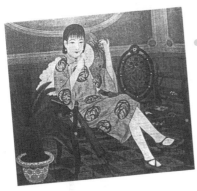

●潘春源＜婦女＞

●陳進＜悠閒＞

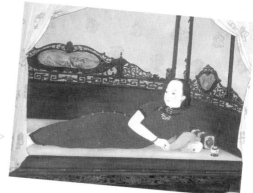

64

爍著如鑽石般的光澤，或是有著整齊又俏麗的波浪弧度，個人給予他人的感覺也會隨著頭髮的時尚形象而水漲船高。但是退一步地說，即使頭髮沒有閃亮亮的光彩，或是起伏有致的曲線、捲俏得宜的圓圈，只要剪去長髮、梳整整齊，也可以算是新時代潮流的表徵了。

　　這樣的髮式改變除了表現在小說散文，也反映在繪畫、相片和歌謠中。1930年代前後，畫家以短髮、體態健美、裝束新穎（和服、中式旗袍、西式洋裝）的樣式來塑造臺灣的新女性，像劉錦堂（1894～1937）的〈臺灣遺民圖〉，陳進（1907～1998）的〈悠閒〉、〈化妝〉，潘春源（1891～1972）的〈婦女〉等等，都是展現出短髮、時裝、鮮潔、優雅，又充滿自信的新時代女性的畫作；生活照中，像二〇到四〇年代照片中的文人或中上階層的家庭，男子清一色是油亮整齊的西裝頭，女子則是俏麗的捲燙短髮，當時的流行風氣到現在看起來仍是相當時髦；歌謠〈老長壽〉所唱的：

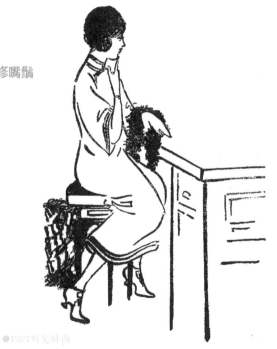

老長壽　老長壽　想欲學風流
二撇嘴鬚　一直揪頭毛　想欲電蛄蛄　理髮修嘴鬚
行菜店　飲燒酒　解着人生的憂愁……

也是理髮、燙髮在當時大為流行的好例子。

●1927短髮時尚

65

老長壽

張福興/作詞
老長壽　老長壽　想欲學風流
老長壽　老長壽　*毋是老不修*
老長壽　老長壽　笑容面無憂

二撇嘴鬚一直揪頭毛　想欲電虯虯
大家好歹著研究緊來　甲我學風流
行到酒家相爭揪著是　緣投修嘴鬚

理髮修嘴鬚　行菜店　飲燒酒　　口白：（六連乙果，樓仔厝總倒）解著人生的憂愁
喊拳飲燒酒　眊查某　四界遊　　　　　　（七顛八倒，倒落著好）　迷玩精神命會休
人賢免出手　財子壽　難得求　　　　　　（兩個相好，總出結果）　神魂飛到峨嵋州

口白：有人叫我老么壽，有人叫我老不修，我唔是老么壽，也唔是老不修，食老風流
　　　想欲長歲壽，才叫我老長壽。

註：電虯虯—將頭髮燙得捲捲的；眊查某—摟抱女人；四界遊—到處遊走。

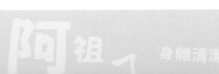

自從剪去了長髮之後，定時理髮就成為大眾每個月的固定活動，尤其是男性；調侃剃頭的相關俗諺也更形豐富，舊諺加新語，成為像是：

一日剃頭，三日緣投──理髮後清爽有精神

一日剃頭，三日衰髖──理頭就倒楣三天

頭已經洗矣，無剃也袂使──有頭有尾

未曾剃頭，碰到鬍鬚──沒有經驗卻又遇到很難的事

剃頭店公休：無理髮──無你法

同時，剪去了長髮後，不論是清洗和梳整都更加容易，蟲子和頭蝨躲藏在頭髮內的機會就大大減少，再加上短短鬆散的頭髮不容易佩別上花簪，所以到了日治後期，不論是梳子、篦子、花簪，或髮油，它們在櫛髮去汙或滋潤的功用性和必須性上都降低了，功能範圍再度縮小，回歸到整齊和美觀頭髮為最主要的作用。

也因為剪頭髮的需求大增，理髮店（男子的）、美容店（女子的）和照像館的生意因之繁昌，理髮行業也漸漸從過去戶外遊走式的挑擔攤販，轉移到固定在室內的定點工作；剃髮店和理髮師更因為有受到法令關於公共衛生的管制和定期查核，例如要持有理髮證照、接受一定程度的衛生和皮膚病教育等等，所以業者們開始對器具的消毒和店內衛生環境的要求愈來愈重視，結果不只大幅減低因為理髮而導致的傳染病，一些相關的知識像是疾病、傳染，和注重清潔等等的觀念，也藉由理髮的過程中再教育給前來接受理髮的顧客們。

頭部清潔──顏面生活

　　總觀來說，傳統阿祖們教育子弟的顏面清潔，是早晨起床和吃飯後要用溫或冷水洗面，去除垢膩；口腔則因為是看不到的地方，所以清潔的態度上也比顏面疏忽，早晨起來後除非嘴臭，不然可能連漱口都沒有，但是日常飯後的喝湯茶、閒暇時候的嚼食檳榔和剔牙，也都算是清潔口腔的方法。繼日治時期的教育和推廣，雖然洗臉漱口的地點仍然是以房間和廚房為主，巾、盛水器、洗劑、牙刷等等用品，到戰爭結束之後仍然大多是選擇廉價品和維持習慣地全家共用，但1910年代後，睡前漱口、晨起刷牙的習慣漸漸興起，清潔用的清洗劑也從鹽、茶、沙等類的天然物品轉變成現代化工製造的牙粉牙膏，物品私用的情形也有增加。此外，鼻涕和痰等口腔系統分泌物的處理法也有從直接（用手）就地處理，漸轉變為放置這些排泄物於固定處所，顯示在重視自身身體的清潔之餘，也多少興起公德、不汙染環境、防疾病傳染的現代性意義或認知。而頭髮的清潔也隨著男女斷髮的潮流風氣而呈現出和以往不同的現象，例如古早時候必須依賴「櫛髮」來去垢除虱的情形，隨著生活方式的改變，而發生頻率和需求減少的變化。到了1930年代，這些習慣和相關物品的使用已經頗普遍；之後的二次大戰期間雖然使物資的運用受到影響，但是因為可供替換的器材很多，而且習慣已經形成，所以阿祖們已經養成的清潔態度並不太會因為生活上的困難而在短期內發生改變。

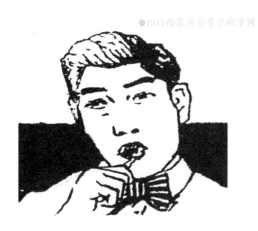

●1917西裝洋髮男子刷牙圖

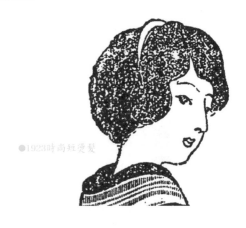

●1923時尚短燙髮

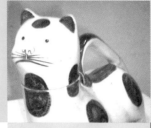

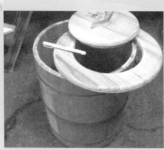

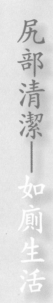

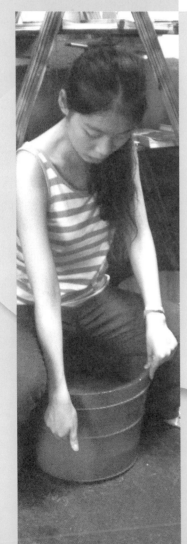

尻部清潔——如廁生活

人就愛自然　便便歸天地

人性若遇上法令

　　當我們有大便尿尿的慾望時，第一個想到要去的地點就是廁所，甚至我們也訓練自己的寵物要在固定的場地大小便。那麼以前的阿祖們也是會在廁所裏面大小便嗎？還是從前人少地大，所以可以跟自然融合一體，人本自然地隨意大小便？日治初期有文獻是這樣子記載的：

> 男子使用的共同大便所只有媽祖宮口、臆重橋、草店尾街三個，而在住宅後方固定場所設置的便所很少，所以會在其他的各個地方大小便，任由犬豬食之（自然的掃除法）。（《地理風俗臺灣事情》）

　　《臺灣協會會報》也說板橋林維源的舊宅是「*面積超過兩千坪，花費數十萬金，但卻沒有浴場和便所*」……說明了在當時，不論是城鄉地區或是貧富家庭，公私廁所的數量都很少，所以各戶人家大多是利用便器、便桶來儲放屎尿物，再視情況傾倒在屋外，或是直接以天地為廁。只是，在阿祖們看似隨心所欲地便溺的背後，也不是那麼完全的「隨地隨性」，像傳統就禁忌小便在炭火或各種物質的灰燼上（有灶神），也不可以在墳墓、廚房或灶口大小便，尤其鬼月期間處處有靈，更不能夠隨意排便。

　　阿祖們會在天地間排便的習慣也反映在語言文化上，像臺語過去有稱大便為「走動」，就是因為不一定排便的地點剛好都有個凹洞，所以需要邊大便邊動，免得被凸起的糞便沾身，或

是被後頭覓食的動物親到屁股（通常是狗＊或豬）；其他還有諺語例如：

「屎出正挖糞缸（窖）」——凡事應有所準備，免得措手不及

「屙屎毋曉換位」——呆板頑固、不知變通

「腳川 染屎」——屁股附著糞便

阿祖們更有發揮關於便溺場域的經驗或聯想，產生像是：

「金蛋生在中山路，拉屎拉在埔頭街」（鹿港老街）

「染布 放屎」——在染布店大便

「桌頂食飯，桌腳放屎」——恩將仇報或內神通外鬼，或是指做出失禮事或亂做事

等等俗諺。而雖然古早時候有習慣隨地排便，可是誰也不希望自己家門前的臭氣和污物遍地，所以清朝的時候已經出現了「此處不准小便，面阻不雅」（當面阻止，極缺雅意，有失面子之意）的警勸語，日本領臺後，更有醉漢喜歡在停仔腳小便，住戶歷經書寫「請不要便溺」和在牆上畫十字架和觀音像均無效用，最後只好畫上張開兩刃的剪刀才達到嚇阻效果的傳聞故事。所以，現在我們偶而可以看到的「此處禁止小便」這句話，它的背後也是有著豐富的歷史意涵和人生經驗的。

　　我們如果回顧人類排泄場所的發展過程，可以發現過去人體排泄物放置在路上一點也不奇

■另外有一類是形容人在地上排便，引狗來食的俚語，像「食屎，唔知臭」（罵不知廉恥者像一隻吃屎的狗）、「狗嘴空哪有失落屎」（狗嘴哪有看不到大便之理。比喻被搶）、「狗嘴，若有通加落屎」（一毛不拔）、「未放屎，先呼狗」（預告過早；譏刺缺乏定力，做事喜歡宣傳者）、「放屁安狗心」（因為放屁為大便的先聲）、「青狂狗，食無屎」、「細狗仔食屎毋多」（形容某人很知足）、「做狗毋認食屎」（做了狗不吃屎，就是對自己之事不認分或懶得去做，一說不認自己卑下身分）。

怪，之後人們漸漸產生某種意識，討厭穢物這樣暴露在外，才想盡辦法把它們藏起來；又後來因為人口聚集，為了避免臭味和集中管理屎尿，才開始在人口密度較高的地方產生專門的排泄場域；直到近代，由於人口數量急遽增加，而且發現屎尿的含菌物有害人體、越文明的社會對身體的限制愈多等等原因，在固定並且受到管控的場所大小便才成為現代社會生活中的必須要項。

　　當日本政府來到臺灣後，也是使用這種歷經現代化歷程的眼光來看臺灣阿祖們的便溺習慣，尤其在日治初期，疾病比戰爭更讓從日本來的阿兵哥和移民們傷亡慘重；日本新政府從這些經驗所得，對疾病和髒亂有害國家長久發展的體認也更深刻，所以就用法律作為基本，再利用行政和教育方法，積極地改善臺灣的衛生情況，其中就包括了管控地方住民的大小便習慣，以及監督污物處理是否適宜合法。

　　日本政府治理大便尿尿隨意棄置的第一步，就是將1895年8月在日本本土以律令第十五號發佈的「內地人風俗取締法」，在1896年（日本來臺第二年，局勢還很不穩定）以「違警罪」令在臺灣各個縣廳署自行制訂、頒佈；各地區的條目內容不一，但是「禁止隨地排便」都在取締的項目之列，違規的人要被處以拘留或罰款。像1896年，詹振、林李成等人在臺北地區號召抗日時所舉出的十條「日寇罪狀」，第八條就是「放尿要罰錢」（其中，第二項的「不敬字紙」，很可能和日本人會拿寫過字的紙張來擦屁股有關）；然而取締的行為包括大便與排尿，詹先生等人卻只著重在「放尿」的行為，這可能有以下幾種情況：

1. 阿祖們本來就不太會隨地大便（多在屎礐大便），所以要罰錢也沒關係；
2. 「放尿」比「放屎」在語句上讀起來更通順合韻；

3. 排尿是日常生活中必須且頻繁的瑣事,新政府連這種較不具有體積和味道的排泄小事都要掌控,感覺起來比「放屎」更嚴重影響到個人的生活;

4. 純粹只是為了要增加抗日的理由和動力,沒有任何特殊意涵。

不管是以上哪一項,都反應出當時阿祖們隨地排泄的習慣跟新政府的觀念互違,以及法令控制到身體行為而產生的衝突現象。像這樣取締隨地便溺的行為,也有研究者從統計數字中發現:日本人違規也會被罰、日本人的違規比例比臺灣人嚴重、主要發生在大都市,尤其是臺北市。這約略說明了

1. 在當時,都市在這一方面的管制比鄉村地區嚴格,而且地狹人稠,也比較容易被警察看見;

2. 隨地放尿是臺灣人和日本人共同的習慣;

3. 警察先生不論對象是哪種人種都會開單舉發;

4. 漢人行為的可塑性很大,有了明確的罰則和執行,相關的行為就會減少、改變,隨地便溺的比例甚至比自認為乾淨的日本人還低。

不論是隨地大小便、政府要罰錢、或是拿它來當作反抗政府的藉口,對現在的我們來說都有點難以想像,但是對身處在當時氣氛下的阿祖們來說,原本大家都是像這樣的生活了好幾百年,突然之間,政府不只要改變家族長久流傳下來的習慣,還會虎視眈眈地無形監控著個人的身體行為……對於身體行動被管控加強的不自由感覺,和異族統治下的恐懼心理,小小的尿尿事件都只會更增加日常生活的不安和不滿而已。

在法令限制和警察監督外，政府也經由比較廣泛的建造公共廁所、學校教育、衛生演戲或演講、宣傳手冊散發、地方領導人的勸導和帶頭做起等等方式，從根本上地教育大眾不可以隨地便溺的習慣和認知。只是這種取締的行為在因為人力而有城鄉的差別外，時人對於隨地便溺的觀念跟現在也有些不同。例如1926年，《臺灣民報》刊登＜小孩放尿的裁判 大人對小孩的奇案＞一文，內容是臺中一個四歲小孩隨地放尿被罰錢，而作者（或當時民眾）認為小孩還小不懂事，這個事件明顯就是下流警察的藉機無理取鬧，果然向上申訴後被判決無罪，彰顯應有的正義……這顯然是說，當時「法律之前人人平等」的「人」中，並不包含「小孩」這一項目。又例如1929年11月，林獻堂先生在他的日記中寫下當日生活感想：

> 三時，赴民眾黨本部參列中央執行委員會……渭水請講話。余先述欽佩議事之熱心，皆以理智解決而不用感情；次言，自治須由一身之自治始。如果身不能自治，我黨我台灣何能自治？如目下諸君皆在階前小便，於衛生不潔，於體材上亦甚不雅觀，此豈非不能自治之明證乎？

從「階前小便」代表連身體也無法自治，連接到更違論可以有政治上的自治能力，其間所代表的不只是顯示出新時代的有識之士對於身體理性化的態度和個人身體被馴服在現代衛生價值下的一種形式，以及時人對於隨地小便的觀念已經不再像從前一般的「習以為常」，也顯示出在時人的觀念中，「隨地排泄」這件事仍然是有著年齡、身分、地域等等級的差別，並不是立基在相同的基礎上。

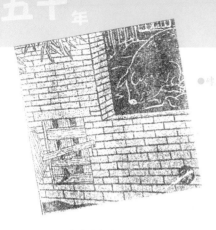

●碑港豬閣

方便專屬好所在

1.大便尿尿專門地

由於隨地便溺的情形需要依賴時間、觀念，和物質條件進步的相互配合來輔助它的漸次改變，所以政府在一再地依賴法令約束、大眾教育來鼓勵和取締外，也藉著普設公私便所、注重住宅的改良及住宅衛生的管理等等實質的物質建設來幫助改善這種習慣。

漢字中的「廁」就是「側」的變意，也就是「在旁邊」的意思；古早時候的阿祖們如果家中設有便所，一定是設在主體建築外的旁邊，並因為風水和實際運用的觀念，而設立在主屋的西南角。它可能是「專門式」的廁所，也可能是連結畜池的「複合式」廁所 ※；後者尤其盛行在農村地區，「在連接豚小屋的地上挖穴埋壺，上設橫渡的踏板，有粗糙的遮蔽物，與盛裝豬排泄物的孔穴相連接」，或是「在豬舍一角的豬糞尿溜橫放一板子當便所，也就是直接在豬糞槽上如廁」。臺灣的俗諺：

「屎放袂出怨豬母」或「屙屎不出怨豬嬷」──遷拖脾氣到沒有關係的人
「蒼惶豬仔食無屎」──慌張會受害

■如《說文解字》釋：「圂（ㄏㄨㄣˋ），豬廁也。從口，像豬在口中也」。

以及民間故事＜虎姑婆＞中，虎姑婆在住屋旁滑了一跤，結果滿身都是屎的場景，都是緣起於豬廁所的特殊性。另外，還有一種是設在魚池上方或魚池週圍的魚廁所，可能是用糞生草以飼養魚群，或是直接就用人或動物排出的糞便餵魚，所以往昔有些人會排斥虱目魚或吳郭魚，就是因為有傳聞說它們是吃人糞或豬糞長大的。

　　如果是在地狹人稠的街市處，就可能會在市街中的某個空地設立公廁。這個「公」字並不是指由公家所建設，而是指私人或私家單位為了採集肥料而建，「供公眾使用」的廁所；它可能一次只能供應一個人使用，也可能可以提供兩人以上同時使用，形成「人人對面了之」的「面對式」或「併排式」廁所。諺語「放屎，嘛呣通踞作伙」，就是藉用多人共用一廁的如廁形象，以即使是急需解放也要避免和某人同坑而蹲的行事態度，來表達對惡人的不屑。

　　不論是公或私廁，廁所建物除了立在河湖上，或是蹲踞在長水溝上之類的特殊地點外，臺灣傳統廁所的地下構造幾乎都是坑洞式的「屎礐仔」（ㄙㄞ ㄏㄚˊ ㄚˋ，即茅坑），也就是挖個坑，坑內放置大缸，或是使用石頭、磚塊等防水建材當作隔離的牆壁，坑上再放置一到二塊可以用來蹲踏的木板。地面上的廁所本體建物，則有煉瓦造、木造、竹造、土磚造四種，可能是露天無門，圍牆低矮（所以才能「面面相對」），也可能是裝設有竹門或門簾的小型單間房屋。

　　這種屎礐式的廁所，汲糞口就是人們大小便的洞口；酷暑的時候會滿佈蒼蠅、蛆、和各種不知名的昆蟲，排泄時如果太大力或太快，也容易被濺起的糞汁尿液波及。但是以上都比不上

掉入坑中的危險。如黃旺成的兒子繼圖，就曾「夜墜落廁池」（黃旺成日記，1916.12.18）。又如諺語：

「覽看腳川 就能跋落屎礐」── 一直看屁股就會掉到廁所裡
「接着腳尻能跌落屎礐」── 太過沉溺事物就會陷入其中，嚐到苦頭

就是用詼諧的語句，警示如廁時的注意事項，也暗喻著做人處事的道理；類似的還有「看鵁鴒（臺灣斑頸鳩），無看屎礐」，提醒不要因為貪戀看鳥而跌入茅坑，也有勿圖遠利而罔顧近憂的意思。

屎礐（く口廿ヽ）與俚諺

跌入糞坑	「冬生娘仔」（代指失足而死的情況，警醒如廁要小心）、「驚跋落屎斛，不驚火燒厝」（詞意是只怕掉進糞坑，不怕家中失火，語意為窮人將全部家當穿於身上，重視打扮，故最怕跌落廁所而不怕家裡失火）、「鳥鼠，跋落屎礐」（醜婦厚化妝；或諷刺濃妝艷抹的老婆婆。意同「三份人四份粧」）
藉名笑鬧	「十月十，風吹落屎廁」（此指不再放風箏事）、「新屎礐，好放屎」（喜新厭舊）
功用	「屎緊則開礐」（臨時抱佛腳）、「食無落腹，放無落礐」

重要內涵	「好礐　無屎」（好廁所卻無大便；或為同行互剌，說對方的店鋪雖大，但乏善可陳，倒閉指日可待。這是因為阿祖們認為礐之好壞無他，要在有屎）。又像王禎和在《嫁妝一牛車》以「瘦得沒四兩重，嘴巴有屎哈坑大，胸坎一塊洗衣板」形容主角阿好，更是生動有趣地地令人難忘
生物	「豆仔看做羊仔屎，屎礐子蟲（糞蛆，舊時農村有以之餵雞鴨）看做肉筍（獸肉的蛆蟲）」（因形狀類似）、「屎爬蟲（蠕屎蟲）」（頑皮小孩像屎缸裡的蟲蛆，無安靜時刻）
物品設施	「學三冬，唔識一塊屎礐仔枋」（朽木不可雕）、「屎礐仔枋袂做得神主牌仔」（適才適用）、「糞窖肚個石頭——又硬又臭」（喻指脾氣倔強，也指吝嗇，一毛不拔）
汲挑糞便	「屎礐仔內舀屎」（盡便；真便）、「一礐屎，看三拓」（相差懸殊，或賠本的估計）、「屎墼愈撓愈臭」（或「屎桶」。指越描越黑、瘡疤愈揭愈糟）、「一鬧　一臭」或「不可鬧　一鬧一臭」（攪拌一次就臭一次；形容醜穢的事件或其餘波）、「家己擔肥，唔知臭」（昧著良心幹壞事。原因如果不是習慣臭味而不自覺，就是擔肥者迎風而行，遺臭後方）
推測天氣	「虹若罩海，雨落到袂放屎」（海口虹，大雨兆）、「虹圍山，曝到堅干；虹圍海，落到無地放屎」（「圍」有說成「倚」。意思是虹掛山頭將出大

日，虹現海口則有大雨；而雨水滿大營，就會找不到踞營的落腳踏板）、「糞水泡花，有雨落下」（糞窟裡的糞水忽然陣陣沸騰，顯示近日將有雨）

糞「肥」	「肥水 袂（無）流過別人田坵」（要積糞自肥，肥水勿過外人田；也有兄弟爭財，結果卻歸他人之意）、「看人放屎，喉就滇（大水）」（看到別家的糞坑有人光顧，忌妒的氣結咽喉；譏刺見到他人有利就眼紅的人）、「無祖公仔屎袂肥」（蔑稱祖業為「祖公仔屎」，諷刺不是靠自己努力致富）
夢寐因想	「廁中屎尿，吉之兆」、「廁內溢，大吉」、「糞土堆積，得財之兆」、「屎尿污身，得財」、「大便滿地，富貴」、「廁中生病，得官祿」、「掉進廁所後出來，吉；沒出來，凶」、「擔糞歸家，大吉」、「以掃帚掃除地上的糞是家勢傾積的徵兆」、「夢大小便，失財」。得到糞尿因為有類似上述糞肥致富的含意，所以通常是吉兆的意思；相反的，如果失去糞肥，則帶有不好的寓意

使用的目的上，因為糞便較尿液養分多，而且排尿較不用拘泥場地，所以廁所主要是為了便便可以當水肥的好處而設立。使用人則是不分男女老少，只要願意都可以使用，但是通常是成年男子才會用來大便或尿尿，婦女們因為不可以隨意露面和行動不便（纏足），所以通常只會使用室內的便桶大小便，只有需要外出工作的粵族婦女才比較有可能使用到室外的公私便所大便。

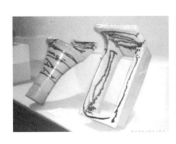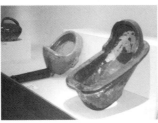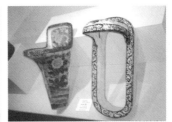

●新式便池

　　再回過頭來說，漢人的傳統建築多沒有設計廁所這個附屬空間，所以除了排泄在便器外，臺灣人會隨地大小便也是理所當然的行為。為了清潔和衛生的生活環境，日本政府治台後，一方面鼓勵和建設公私便所（1897年5月，臺北市首度出現由政府興築的「共同便所」十二個），二方面也從法令和教育上下手，例如1898年全臺陸續開始的＜市區改正＞、1899年＜臺灣下水規則＞（禁止污水滯流或任意放流、政府興建公私下水設施）、1900年的＜臺灣家屋建築規則施行細則＞（規定個人便所的建材、規格、型式）、1905年＜大清潔法施行規程＞（每年兩回定期清潔居家內外，包括井戶、便所、污物池等等）、1907年修改家屋建築細則（每一個住戶都需要設置個人便所，如果是長屋型的建屋，每四戶就必須設置大便室一處，小便室兩處的便所）等等，並藉著警察、保甲、各地方首長來廣加宣傳和執行。另外，為了防治疫病和推動衛生觀念，總督府也經常性的舉辦展覽會、演講會或放映電影等等宣傳衛生觀念，或是支持風俗改良會等社會團體的成立；學校教育上，自從1895年設立國民學校或公學校後，臺籍學生的入學數每年都有一定幅度的成長，1916年後更是大幅度的增加……這些都有助阿祖們在清潔觀念和生活態度上的改變，以及幫助政府推動便所興建政策的執行。

　　當然，民富而後知禮義，1919年是臺灣第一位文官總督田健治郎就任的第一年，代表臺灣的社會環境已經穩定到一定狀態；同年還因為

1. 之前的鎮壓土匪使軍隊需要勞力、良民避走、和限制臺海對岸民眾來台等等因素，勞力的供給減少，結果使工資急速上漲，並大於物價的漲幅；

2. 治安和交通的良好加速了社會的發展速度；

3. 政府對日常民生的關心。

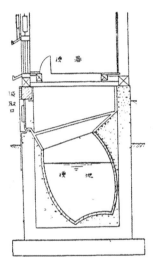

●古代汲取便所

所以從1920年代前後起，各地方政府都陸續有鼓勵、補助民家設立新式私人便所的政策出現。

　　以臺南州為例，地方政府繼1929年開始推行建廁五年計畫※後，1931年又推動永久衛生設施建置，依各戶貧富狀況，分級補貼建立新廁所所需的經費和物資。所謂新廁所，就是相對於傳統屎礐式便所的「改良便所」，有汲取式、內務省式、準內務省式，以及非常高級的「淨化裝置廁所」等等多種。

臺南市政府1928年對市內共14234戶的本島人作各戶便所擁有率的調查，有個人便所的僅738戶，因此，就在年底發佈三項規定：廢止屎尿桶的使用、獎勵便所的設置，並對貧困者加以補助、屎尿桶的屎尿及洗桶水禁止傾倒在下水溝。＜臺南市獎勵新式便所　對貧者給與補助＞，《臺灣民報》261（1929.5.19）：2記「臺南州當局及市當局、今年各豫算一萬圓、計二萬圓、要給臺南市開山町、壽町、錦町三條街、各戶設置新式便所、一戶平均以二十圓的補助、而對於臺南市內從今以後、不許設置舊式便所、然而所謂新式便所、即以老成發所製造的新式便器、建設於屋後、與內地式連接廚房的便所不同、若講衛生、自然是比內地式現在的便所好得多、但是關於新式便所的建設、現在臺南市按定補助二千戶、計其貧富的程度而決定補助金額、而每年收入有二千圓以上者、由他們自己購買設置、這一層乃由警察署會同市當局的決議、聞即日實行補助云。…」

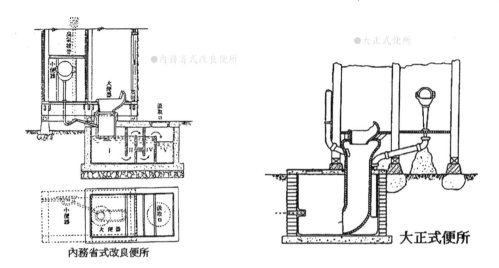

內務省式改良便所

大正式便所

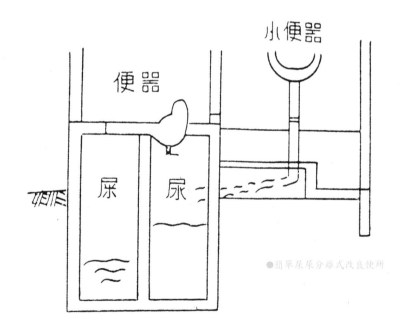

便器

小便器

尿

尿

●簡單屎尿分離式改良便所

　　像臺南市公園路91歲的王先生就說，他家在昭和時期建立了宅內的便所，當時政府有鼓勵大家建立蹲式便所，說蓋一間就有補助多少錢，還有規定十五個人一間、三十個人兩間的人廁比；此外，只要申請補助，還有配給挖洞人夫（警察會派人來家裡挖孔穴），和可以到派出所請領免費的便斗。雖然不一定各戶都會選用新式廁所，但是到1933年臺南州的五年計畫完成時，除了臺南市及嘉義市之外的農村便所普及率，臺南州內的十郡，平均是47人共用一間廁所——其中新化郡的成效最佳，平均人廁比是25：1，其次是虎尾郡的31：1，嘉義郡則是85：1；再到1937年，連僻壤農村也已經達到平均人廁比18：1的成績。

　　又例如1930年代在新竹州苗栗郡通霄庄（製帽業盛，多財富）、中壢郡新屋庄（多粵族）、新竹郡香山庄（漁民；財政不佳）、新竹郡舊港庄（皆為閩族人）等四個領地的調查結果，以上各地區臺灣人的總戶數與有廁戶數比，分別是518：332（64.09%）、888：438（49.32%）、1118：139（12.43%）、321：21（6.54%），一方面顯示出各區域間的建廁比例差距懸殊，而且建廁比與當地經濟情況的好壞有絕對的關係、各地方的比例有著州際間和郡際間的不同，二方面也暗示出臺灣人的建廁所比例還很有可以加強的空間。但如果是和過去到處都沒有公私廁所，或是連富豪之家也沒有建設廁所的情況相比較，那麼臺灣在廁所數量方面的進步的確也是很明顯的改變（臺灣廁所從無到有的變遷，也可以從家屋或街屋配置圖的改變中看到），所以才有黃鳳姿在1930年代末期說出「到現在來，除非很偏僻的地方，大概都有廁所了」的話，以及發生黃旺成遊歷中國時，蘇州、杭州、鎮江的旅館沒有廁所，為了排便必需把馬桶拿進客房而苦的故事。

2.廁所樣式同不同

　　礐仔有木板在上面可以踏，屎落下去會咚一聲。如果有養豬都有礐仔，男女大小都在裡面；有壁，不然給大家都看光光，但是鄉下嘸那麼多人啦。（臺北新店劉阿嬤）

　　在政府致力建造廁所的政策下，臺灣的私廁數量在比例上確實是有實質地增長，但是在品質方面，不論是新築或是改建，即使到了日治中期以後，很多廁所的硬體構造仍然有待加強、相關設施不完全，而且髒臭更是最大的通病。例如1930年8月的《臺灣民報》上有篇＜廁所要清潔　台灣人家庭尤宜注意〉的言論，內容是說大都市的各個家庭雖然建設了廁所，但設備不完全、環境不清潔，夏天時臭氣特別興盛、冬天時又極度寒冷，上廁所的人不得不趕緊排便，結果致使肛門受力、十人九痔，所以要特別注重廁所的設施及衛生；也有的作家會把廁所的這種異味當作寫作時民族情感的象徵。

　　正因為屎礐式廁所一直被認為是髒臭不衛生，以及阿祖們在日本人來後，看到和傳統漢人不同的生活方式，有了可以比較學習的機會，所以阿祖們後來也有為廁所的形體和內裝動了一些腦筋。例如臺北91歲的詹阿嬤、臺南91歲王阿嬤、宜蘭83歲王阿嬤、宜蘭77歲張阿嬤分別說：

　　父母和我都沒有用尿桶、屎桶，咱有在屋內後面，連著豬欄另起一間礐仔窟，蹲著放，會「咚」。不會淋到雨。同一個礐仔，用壁隔開，前面一個，後面一個，分男（前）女（後），都只在前面（指男性排便處）舀肥去澆菜。

以前用那個便所都很不通（不聰明），進去放都會噴人，所以都放稻草下去裡面，才不會噴，舀肥也是同樣。本來無門，後來才自己做。20多歲時，在屋內自己用浴間仔，可以以放屎也可以以洗澡，聞到臭味也沒辦法。

我小的時候是使用跟豬在一起的礐仔，但有板子的壁遮住，不用沖水，婚後夫家也是用沒有馬桶的礐仔，但有另起一間便所和浴室。

我以前都用在豬寮旁挖一坑的礐仔，左右置木板踏腳，有裝「篾仔」隔間。

從文獻和阿祖們回憶，民宅的私人廁所在1940年代很多還是延用位在豬寮旁的屎礐廁所，但是最遲從日治中期開始，已經有多種應變這個不良環境或設施的方法，像鋪設稻草避免排泄物噴起、增設牆壁或竹簾門以分隔男女或室內外、從無門到有門等等；位置的選擇方面，也從在豬圈旁邊，漸改變成為獨立另設一間的專門廁所，或是利用新設立的浴間如廁。

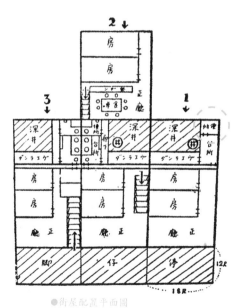

●街屋配置平面圖

至於市街中的街屋如果有廁所，傳統式的廁門通常會面向廚房開閉，但是當都市人衛生思想開始改變後，很多人都針對這一點加以改良，所以日治中後期的街屋廁所側面已經多增設了一個廊，可以與廚房隔開，由外面的走廊進出廁所，不必再穿過廚房，廁所門也沒有再直接正面對著廚房的門。

除此之外，傳統的屎礐式廁所都會有一到兩塊供雙腳蹲踞或站立的木板，稱為「屎礐仔枋」，目的是避免雙腳直接碰觸到濕黏的土地面，或是提供人在懸空的地面上有一個站立點（因為下方就是盛裝屎尿的大洞──屎礐）。到日治後期，屎礐仍然存在，但就像《民俗臺灣》有形容1940年代的艋舺地區是：

> 廁所就算有，也只是用水泥做起來的粗糙形式；雖然不像日本式的那一種可以以看到下面，但感覺不常清理，不太乾淨。

又像是83歲新店劉阿嬤說：

> 我自小都用礐仔，11、12歲起用有蹲式馬桶的便所，也有留一個洞來澆菜。

彰化孫阿嬤和新竹曾阿嬤說：

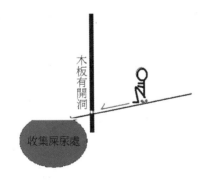

木板有開洞

收集屎尿處

●廁所型制圖

以前的便所是在房子後面的外面釘板子起一間，下面有洞，地不知怎麼用成斜斜粗粗的，很像水泥地但又沒那麼細。地是斜的，壁外做一個礐仔，所以不會「咚」，如果放不好就着（固定；黏）在那裡，就要用水沖，使其流下（出）。沒有馬桶。外面有用板子釘，隔起來，看不到礐仔。我們這是較功夫，有的在鄉下是直接「咚」。

也就是說，經由阿祖們的智慧和新式便器的引用，排泄的地表可能改變成使用類似水泥的硬質地面、水泥地，或蹲式的新式便所，再利用斜坡或管子導引屎尿流入屎礐，所以屁股下方不一定再是直接面對著屎尿槽。

　　這一類的便器或地面改良，都促使廁所洞口上的屎礐仔枋因為失去效用而消失。有俗語說「公學讀六冬，毋識屎礐仔枋」，用來消遣人讀了六年的公學校後卻什麼都不懂，甚至不認識廁所裡的蹲板；但在連屎礐仔枋都不認識之餘，卻也顯示出廁所型制改良的生活環境變遷。又有說「目睭眵眵，屎礐仔看做戶地旅（hotel）」，可能是單純藉形象上的相差甚大來戲謔、諷刺某人眼睛昏花的情景，也可能真的是指一個物質水準不高的人看到現代化廁所的體面與清潔後，還以為那是旅館。取笑的對象似乎是本島人，但也可能是在臺灣的日本人；站在不同角度，自然會有不同的聯想。

　　在上下部構造和設施的改良外，廁所的擺設位置也有因為新式觀念和科技的引進而發生轉變；地表和便器的進化、管線的延伸、臭氣的阻絕，以及居家中上下水道的發展，一方面使廁所更適宜使用，二方面可以讓廁所打破糞尿槽等限制建築在室內（有分多戶共用一廁，或是一戶一廁），三方面使廁所需要的空間縮小，產生的污染降低，相對地也提高住家的活動空間和生活品質。簡單的說，進排水等設施的改變，在增加生活空間的同時也帶動居家基礎現代設施的改善，和如廁、洗浴等清潔生活的變化。童謠：

尻部清潔——如廁生活

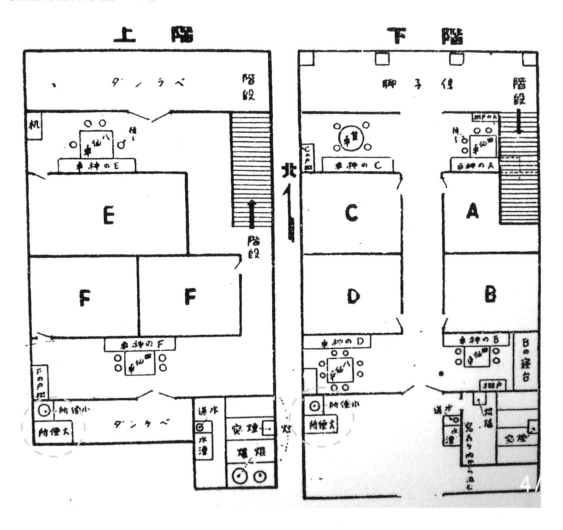

內地留學生，過來臺灣打鐵釘，步兵看做學生，
剃頭看做醫生，屎礐看做房間，牢仔內看做伕陶間。

人插花 伊插草　　人抱嬰 伊抱狗
人坐轎 伊坐糞斗（盛垃圾的器具）
人睏眠床 伊睏屎礐仔口

前者是取笑日人學生誤解臺灣景觀風物，把室外廁所看成房間（不知是否因為和合院相連，又有隔間的緣故）；後者顯示日式房屋把新式廁所放在屋內，與臺灣把廁所放在屋外的習慣不同。有學者認為，阿祖們面對日本人的優勢與文化上的差異，就有一般民眾會藉著這一類的謠語來抒發不滿甚至是輕視的情緒，代表社會的衝突與不平衡，但毋寧說，這表現出阿祖們對日本異文化的觀察，感受到尚未被臺灣人認識和接受的世界性潮流。

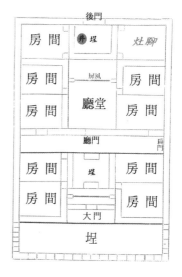

●1910年代普通家屋配置圖（無浴廁）

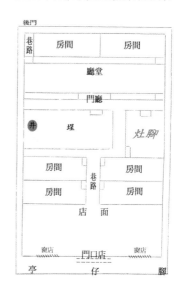

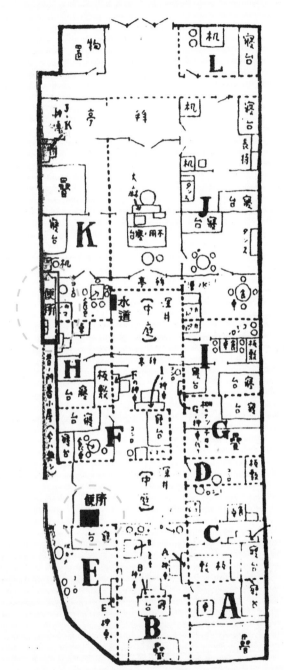

●1942.11艋舺的雜居生活

回顧前文，我們可以看到在二十世紀上半葉，經由限制任意排便、要求和鼓勵建造廁所，前人隨地大小便的情形已經有明顯地減少，而它帶有的背後意含，就是阿祖們對排泄物的觀念產生變化（從自然為之到要統一收好），並在增加公私廁所和便器使用的同時，也發展出重視大眾環境的公德心理和合宜的現代性行為（為了公眾整體而控制自己的身體）。而阿祖們所建立的廁所雖然多被評為不良等級，但從日治時期的時間發展來看，廁所在整體總數和相對數量上都有明顯的增長，而且從廁所的變貌中──屎礜式到新式便所、無門到有門、屎礜仔枋到便器或乾式地面、室外到室內、面對廚房到與它分隔等等廁所的增設和改良，都說明了阿祖們從目光和心裡上的「沒感覺」到「感覺不妥」，以及從「能用就好」到「盡量用的舒適」的衛生觀念確實發生了改變，而阿祖們建廁的背後不只含有部分的主動性，也有現代思維像是衛生、隱私、追求更高品質的生活等等的動機。隨著相處時間增長，阿祖們也或多或少、選擇性地吸收了這些異文化或現代性的內涵與生活習慣；也可以說，經由各種限制、鼓勵、推廣和教育，並由於新樣式便所的方便和安全性，一方面讓到便所如廁漸漸成為不分男女老少的日常習慣，二方面也使阿祖們對自我和環境衛生的自覺和要求在二十世紀上半葉增加，尤其展現在有產階層或都市人的社群，以及1930年代的建物和文獻中。

尻部清潔——如廁生活

便桶尿壺磁馬桶　生活好伴侶

　　除了在天地河海間自由地排洩外，在現代式的室內水洗式廁所尚未產生前，人們如果想在家裡方便，但又不希望家中糞便散佈，所以就產生了替排泄物製造一個專門的承接容器的構想。它可以分成移動式和固定式的兩種。可以移動的像是「壺」和「桶」之類，可以一併統稱作「褻器」；它的形狀、大小、高低、材質、設計……有多種樣貌，但是整體來說，除了造型、製法和材質上愈來愈講究外，基本的型體在歷史演變的過程中變化並不大，大部分仍是以圓弧形的外觀為主。而身為現在蹲或坐式馬桶祖先的固定式便器，過去的樣貌和現在大約相同，在二十世紀期間也漸漸被阿祖們使用。

1.宜室宜家──便桶

傳統「便桶」的介紹與使用簡表

名稱	便桶、屎桶、尿桶、粗桶仔……
製材	一般是用槐木作，比較好的或用檜木或亞杉（俗稱臺灣杉）。俗云「新水桶着好挑。新飯斗臭杉紫。面桶仔。著漆紅。腳桶。腰桶。着好杉魂桶。」就是用方便記憶的口謠傳承各種桶子的材質和特性
型制	上寬下窄的圓弧形外觀，並圍有鐵或藤圈一至三條以加強固定童謠「屎桶仔箍，掀起來，臭一埔；屎桶仔蓋，掀起來，臭尿破。」意思是如果拿起箍住屎桶木板的藤圈，會臭一個下午；如果只是掀起屎桶蓋，也會有濃厚的尿騷味

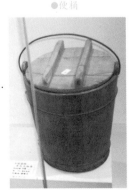

●便桶

版型	屎尿桶	有錢人家才會分屎桶尿桶，一個房間兩個	
	男、女	女用	常會附一個可拿起來的圓形坐沿（馬桶墊）
		男用	通常沒有另製坐沿，如果有，會依照身體構造而製成微蛋型的圈圈 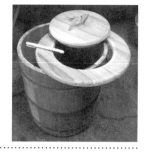
	貴、賤	例如太太跟查媒姻仔用的，樣式和材質都會不同	
	其他	例如仿造裝檳榔的「檳榔漆桶」形狀做成尿桶	
尺寸		普通的深度和直徑各約一尺（三十公分）或一尺三寸；也很多是像水桶一樣大的「材桶」（木桶），高兩尺六寸，和眠床差不多高，方便不太能蹲的人使用	
附件		沒有器足，但是有「耳」可以提、扛；有些沒有提耳有扶耳，就會附有桶蓋，可以遮掩臭氣和避免小孩、物品等人、物掉落其中	

在以上的類別通則之外，桶的大小和厚度仍然要視擺放場所的空間大小、使用者的屁股寬度、體重多寡、業主喜好等等場地和個人因素來決定，可以說是具有部分「客製化」的獨一無二性。而便桶在使用的方法和擺放的位置方面，則是：

使用	通常使用年限是五年，外圍通常會漆成紅色
用法	因為很厚，所以排泄時可以小心地坐在桶子的邊緣，或是用半蹲姿
設置	一個房間最少有一個，或是屎尿桶各一
位置	主要放在房內，依桶的大小和房間的空間設計，再決定是放在床側、床下（桶型小的），或床附近的「屎尿巷」內（桶型大的）；國分直一則說，臺北盆地的閩南系農民在靠近床的一角設置有尿桶、床下則是放屎桶。又因為他們多是放在牆壁邊，所以不太會去踢到或弄倒。此外，如果某些桶型較大，又放在像床這一類比便桶還高的家具旁邊，就很容易發生爬玩的幼兒跌入桶中，甚至淹死的不幸事件

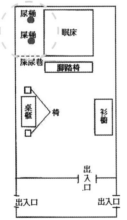

●傳統農家房間擺置

●小兒溺死屎桶

蔡連來，竹北一堡三崁店庄人，盟中人，座二名。聰灶而炊，生二子，永子金和二妹。本年二月中出生，備一就，無所不至，客年二十八日下午七時。以其安驚。置於別室床上。此故不知何時，欲往哺之，妻已。如何明白，臨落從前屬桶中，蓋小便需注。多時溺死云。

●1914小兒溺死馬桶事件

以上就是傳統便桶的使用情形簡表。也因為阿祖們（尤其是閩南籍的查某祖）從前多是利用室內的便桶大小便，再加上桶子不會每天傾倒、木桶本身會吸收和釋放味道，以及建屋本身構造上的昏暗不透風特性，所以古早時候的房間常常被形容為「陰濕難聞」。歌謠「原早精神無帶重（不重視），起厝光廳格（造）暗房，厝內逐間（每間）有屎桶，六月暑天非常香」，和譏諷夫婦平日生活不睦，妻子死後，丈夫因為看到馬桶就見景傷情的俗諺「某（妻子）死才一着尿桶」，都展現出對屎尿桶和它特殊氣味的印象深刻。臺南王女士就回憶她在1920年前後時的生活情景，是：

> 以前無礐仔，都放整桶尿桶在房間，尿臭味很熏，在房間都沒辦法久坐；熱天的時候也都會生蟲（指糞桶內的糞便在天氣炎熱時也會長蛆蟲，但只裝尿液的桶子就不會生蟲，或許是因為蟲會先被淹死），但當時都習慣了，所以沒關係。老早時大家都用粗桶仔放屎尿，查哺無。

雖然住戶也不喜歡這種生活環境，但是因為漢人的文化就是如此，而且人們都日久習慣，所以也沒有感覺不衛生或是想要改變的意念。

後來，阿祖們可能是因為：

1. 看到和自己生活方式不同的日本和式文化，
2. 政府在1907年頒布法令，規定各家各戶都要興造便所，
3. 民間團體像是風俗改良會，和大眾媒體例如報紙、演講、衛生演戲等的倡導，
4. 過去受過現代化教育的小孩已經長大，有興建和使用便所的觀念和能力，
5. 進入公學校的人增加，相關概念更普及大眾。

等等的各種公共和學校的宣傳教育，讓阿祖們漸漸知道和感受到室內便桶的不衛生，並因此而

尻部清潔——如廁生活

有日後改進的動力,所以到1920～1930年代,雖然阿祖們的家屋內仍然會放置便桶,但大小便已經有從都在室內漸轉變為小便在室內、大便在廁所的現象;與更古早的時候相比較,它不只是代表著使用屎尿桶風俗習慣的漸次減少,也表示容易生蟲長菌的糞便已經漸漸從室內移出到室外,行為上也從日夜均用,部分轉變到僅夜間使用,而且使用人中的「婦女」數量也有降低。只是這種使用移動式便器的習慣因為私廁的興建還沒有普及、老弱人士本身生理的特殊性、婦女仍然不好意思或不敢去便所等等緣故,並沒有辦法被徹底改變。像吳新榮在1938年仍然有感而發地說:

> 在這動亂的時期,古人所造種種不可能的諺語,看似滑稽、奇異而欠現實性,可是,今天卻漸漸變成可能的現實了。……「尿桶開花」為打破弊習,強制臺灣人打破燒掉使用慣了的屎桶,另建廁所。本來這是有益衛生的,可是問題重重。(《吳新榮日記(戰前)》,頁65(1938.2.21))

在使用了一定的時間後,便桶總是需要被傾倒和清潔的。日本時代的作品和記錄中,常常可以看到婦女在水井或河邊沖洗便桶的景象,還有一些好笑又語帶諷刺的故事,像作家楊逵就有自述說:

> 我早已經從父母口中聽過在日本領臺初期…日本兵一進駐一個地方,當地人即攜家帶眷躲到山中,當時叫做「走番仔」……這種「走番」,也鬧過有趣的笑話,因臺人要離家前,常把家中打掃乾淨,連當時家中用的「屎桶」,也洗得一乾二淨,日人因不知臺人以「屎桶」代替廁所,拿來當飯桶使用。(《楊逵的文學生涯》,頁145－146)

　　家人逃難遠行前會先清洗便桶，以及清洗過後的便桶就沒了臭味，顯示古早時候的阿祖們也是具有一定程度的清潔衛生意識。而臺灣的便桶會被誤認為是飯桶，不是因為日本人不使用便桶，而是因為兩國的便桶造型不同。日本式的便桶多是低矮的長方形，而臺式的便桶不只是和飯桶類似，都是圓筒狀，兩者的外觀還常常會塗成紅色（南部的飯桶多是上紅下黑，北部則全塗紅），所以會發生誤認便桶是飯桶的情況。不論真假，類似這樣的笑話流傳很廣，多少也讓當時臺灣人倍受日本人欺壓的心靈獲得一點安慰；只是這樣的故事如果是出現在日本人的書寫文字中，或許也有部分是藉機暗示臺灣人沒有廁所，文明水平較低階的意思。

　　通常，便桶在使用前都會先在桶內放些清水，避免木條因為或乾或濕而鬆裂，造成「屎桶開花」的結果，另外也具有減少臭氣、使糞便等固形排泄物不容易黏着桶身的功效。除了上述這種「非常時期」外，便桶傾倒的頻率視桶的大小、用量，和經濟力而定，但通常是在桶子快滿了的時候才執行。例如桶子如果是體積大的，那麼可以多放幾天再倒除；如果是多人共用，就需要比較經常地傾倒（以往常常全家共睡一間臥室，所以也會全家共享同一個便桶）；富貴人家則因為有下人服務、對生活的舒適感要求較高，所以幾乎是每天傾倒。

　　倒肥的時間地點，可能是在晚上的流水處如溝井海旁，但更常是婦女在清晨時倒在住家附近的豚糞溜、水溝或公共糞池，或是放在門口由挑糞夫倒進他的糞桶、糞車裡。倒肥之後，還要使用由圓竹或草、木所製作，形狀像是長高又變瘦的掃把的「筅」，或是從大樹落下來的乾樹皮所綑綁製成的棒狀物品來刷洗桶壁，等到桶子晾乾後才放回房內。

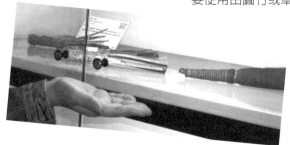

　　清洗的處所，大約都是選擇在河邊、井戶、溝池等等有水流的地方，但是隨意的清除屎尿不只會汙染環境和水質，也會傳染疾病，所以1900年臺灣總督府頒布的「污物掃除規則」中，就有規定各戶有義務合理且合法的處理私人土地區域內的屎尿、塵芥等污物，如果有亂倒汙水或違法，就會被告發處分；此外，當局也藉由學校和社會教育如報紙、衛生講話、演戲、罰款等勸導或戒示民眾在用水和排水上的應注意事項，以確保公眾的衛生和個人的健康。這些都影響到阿祖們對待屎尿等污物的處理行為，也漸漸改變阿祖們對於排泄物，和公私領域衛生維持的態度。

　　清洗屎尿桶除了上述的清晨、夜晚、長時間外出、桶滿等時間點外，如果到了特殊時刻像年節或重要的祭天日，也有對於清洗行為的特別要求。例如新年期間的元日到五日，傳統上是絕對禁止將糞便拿出到戶外，也不能處理便桶，因為這就像是把家裡的福氣拿出去一樣，直到第六日期限過去，才開始有汲肥人夫來汲取累積了一星期的糞尿，所以初六也被稱為是「挹肥日」。歇後語「十二月屎桶──盡拼」（全盤吐露，或全豁出去了），就是因為過年期間有長達五天的時間不能倒除屎尿，而且過年的任務之一就是打掃除舊，所以產生。雖然傳俗是說不要讓財富和福氣走出家門，但或許也是希望在這段非常的大日子裡讓人們不用擔心家中或田地的屎尿事，用乾淨、愉悅的身心好好休息過節的意思；即使到第六天時很可能面對到的是長滿蛆蟲的便桶，它也是一種幫助人們回歸生活常態的方法。除了過年時節，農曆正月九日的天公生和十月十五日的水官大帝生日（三界公生）也都忌諱拿出尿桶和女子的褲子到戶外，因為在最尊貴的神祇天公生日當天拿出穢物，無疑是對天地自然最大的不敬，所以不能夠倒洗屎尿桶或處理屎尿事。

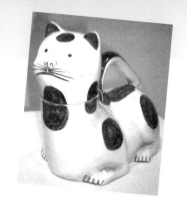

2.宛若藝品——尿壺

便器中的壺類形狀者，多用在承接人體的尿液，所以我們會用「尿壺」、「尿瓶」這一類的說法來稱呼這種器具，而不是用「屎壺」來稱呼它。它的材質以陶製品為主，形體方面則像個茶壺一樣，上端向內抱合，有嘴（壺口）和提把，體態也很圓弧福氣；有部分的外觀特別精美，也常常被不知道的人當作裝飾精品來使用 。臺灣的漢人最晚在十八世紀末的時候，已經開始有自行生產陶瓷供應民生需求；在製作這一類的「衛生陶瓷」時，除了承續原本漢文化的尿壺型制，本島也漸漸出現了帶有本地風土特色的尿壺樣式，但大小都以方便拿取為主，尤其後來又受到日本和式文化的影響，出現了一些像附圖般的貓咪造型和花卉圖騰，這種新鮮樣式不論在當時或現代，乍看之下都很難看出它是用來盛裝尿液的便器。

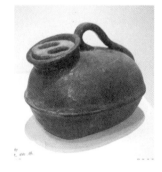

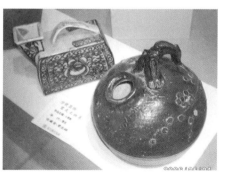

如小松正衛《骨董入門》：「從前的中國東北或朝鮮，因寒冬夜裡以出外如廁為嫌，在是在室內放置壺形器物，以便在便溺，此壺後世東渡日本，成為高尚的客廳中的鎮座物，有的還用來插花……」清《醒醉選錄》：「西人售磁面盆、牙刷盒、皂盒、提水桶、溺器為一稱，價三五元不等，其溺器狀如盂。中國人不知，乃多用以盛精品食物，如桂花梅子等，使西人見之，必大笑。」

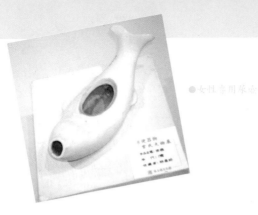

●女性專用尿壺

　　女性也有專用的夜壺品類，特色是孔口較大，方便排溺，但是尿壺的主要功用仍然是方便男性在室內、尤其是夜間的時候使用，用法是將陰莖放入或靠近壺嘴；俚諺「盤嘴小姑，缺嘴尿壺」，就是藉雙關語法，說小姑亂噴口水的嘴巴就像壺嘴有破損的尿壺，容易讓尿液（借代指稱八卦、不好的言語）外漏，增加清理麻煩。

　　原則上，尿壺是一個房間一個，放置在床側或床下，可以共用，或許性病、體癬等等的傳染病也會經由壺嘴傳染給其他人；又因為尿壺有使用者主要是男性、可以共用、置入陰莖等形象，所以俗語有說「路邊尿壺」，就是暗指妓院或人人可用的娼妓。這樣子的形象也出現在文學作品中，例如臺南詩人謝星樓在得知辜顯榮開臺北城門讓日人進入後，就作詩「辜顯榮比顏智（甘地），番薯簽比魚翅，挖鼻屎比補丸，破尿壺比玉器」，藉著尿壺這種鮮明通俗的用詞來表達他強烈的反對立場。其他相關的諺語還有「尿壺，蜈蚣」和「尿壺蜈蚣」，各是指說「驚人卵（音爛）」和「驚人莖（陰莖，意驚）」，分別是「別吹牛」、「才不怕你吹牛誇耀」的意思。在昔日的行業歌中，也有段是

　　　　牽公甲放港，塊共（為人）做媒人，奉倩（被僱）挑屎桶，酒樓做小工。專在倚查某，奉倩（被僱）管尿壺，在行後山路，在搖金葫蘆（養養女賺錢）。……有的做風

鼓，在共屎桶尿壺（做人的奴婢）；有的在講古，技師在畫圖。

一方面說明有買賣或處理尿壺的行業，二方面也顯示和它相關的通常是屬於職屬比較低下者。

　　尿壺使用後的傾倒或清洗，除了使用人自我行動外，多屬於媳婦、晚輩、下女、養子女等等這一類在家中地位相對卑賤者的工作，即使有名者如作家楊肇嘉和吳新榮，他們幫自己的養父和祖父倒洗尿壺也都曾經是每天必須的功課。洗曬尿壺的景象也反映在日治時期顯現臺灣今昔差異的歌謠語句上：

　　早時市街未建設，人無（不像）現代即呠孽（這樣孽），街頭巷尾真葉帖（掩貼）（很幽暗），壁邊尿壺排歸列（一列）……

　　衛生沒曉（不會）通拼斷（清潔），屎尿放勤（在）路中央，戶蠅蚊蟲店塊狀（在吃著），勸塊（讓它一直放在）生孤（霉）煞（竟）發毛……

　　日治之後，隨著從社會學校各方面呼籲房內如廁的不清潔、不衛生、不現代化（尤其男子較有受教育，又有在社會上頻繁活動，被灌輸此類觀念的機會很大），和一再鼓勵興建廁所後，最遲到了日治中後期，臺人使用尿壺的習慣已大減，尿壺漸成為「非青壯男士」的「備用品」，也產生了新的順口溜：「日本來臺除土桶，老人煩惱無處放，少年仔歡喜不必捧。」

3. 深深期許子孫桶

　　子孫桶（ㄍㄧㄚ ㄙㄨㄣ ㄊㄤˋ）是便桶（屎、尿桶）、跤桶（腳桶）、腰桶三種物品的統稱，在古早時候是女方結婚時的基礎嫁妝。它習俗上是用表示吉祥的紅巾包起來，或是用紅布

袋裝載其中，並再附上一塊黑布（這塊布也有俗名作「生子裙」，可在臨盆時遮羞，月事時當月經布）、剪刀和苧仔絲等生產所需的物品。這三種桶子因為都和洗兒、添丁有關，都是為了祈求子孫繁衍之祝儀咒術，或是裝入紅布袋內，又或是包括三或四樣的器物與功能（屎桶、尿桶或被合稱為一樣），以及是嫁妝抬送時的最後一擔，所以也一起被合起來叫作「子孫桶」、「布袋丁」、「三色桶」或「四色桶」、「尾擔」或「尾後擔」等等稱呼。它雖然是用來承接屎尿、洗滌身體或物品、盛裝產子後汙物等垃圾物的桶子，但因為事關「生囝傳後」的重大事情，所以對擔者的背景也有要求，絕對忌諱僱請喪偶的人，最好是具有富、貴、財、子、壽的全福資格，而且口才伶俐的人，希望能夠藉著這一類的象徵以增祥去穢 ※ ；如果沒有，也可以退求其次，商請會講吉祥好話而且比較具有福德的長輩提送；紅包的部份則視家庭的心意而定。

這三種桶子的相貌和用途如果按使用的頻繁度來區分，則可以分為便桶、跤桶、腰桶來依次說明。首先是便桶。便桶的臺語稱呼有便桶、屎桶、尿桶，其他還有稱呼是「塗桶」或「土桶」（ㄊㄡ ㄊㄤˋ），這可能是源自便桶的外觀通常會漆上紅漆，取意去穢增喜的緣故。它平

■如：擔起時唸——擔起行，致蔭丈夫有官名；
擔時唸——子孫桶捾霆動，生子孫作相公（或「生囝生孫做相公」）；
入厝時唸——後擔捾入內，添丁大發財；後擔捾入厝，子孫人人富；
入房時——子孫桶捾入新房（或「入房」），百年偕老心合同；
過戶碇時——子孫桶捾過戶閾（戶碇），夫妻（或「翁某」）家和萬事成；
放尾擔時——尾擔置高高，生囝中狀元（或「子孫桶捾高高，生子生孫中狀元」）。
此外，不論高低前後，都有相關的吉祥話，如：「擔低低，新郎明年作老爸」、「擔高高，新娘生子中狀元」、「子孫桶拉一下權（高），生子生孫中狀元」、「子孫桶拉一下起，玉眠床金交椅」，甚或「子孫桶捾過來」、「子孫桶捾過去」等等。又如77歲的宜蘭張阿嬤回憶她的結婚場景說：最後的人也是扛屎桶，也有說例如「新娘入門，會幫丈夫一起拚」、「年頭起ㄍㄨㄟ ㄙㄧ ㄚˋ，新娘年尾做月內」、「新娘過戶碇，腳要舉高高，以後生子才會中狀元」這類的好話。

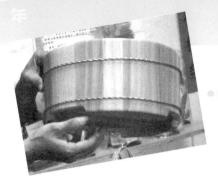

●五腳的桶子——腳桶

時用來排放屎尿，生產時可以用來放置像髒東西、血紙這一類的「垃圾物」，也可以拿來當作盛接剛出生的孩子的容器。跤桶則是造型低矮、寬口的圓或橢圓形木桶，直徑約二尺，高度為適合坐在矮凳上伸腳進去的程度，而桶子的面寬差不多是可以讓大小孩的半身坐進去的尺寸，桶子的底部還通常會附加器足（腳）。部分的文獻會從跤桶的名稱著手，說「腳桶」顧名思義，就是「洗腳的桶子」，也可以用來洗衣服；關於這項說法，臺南則有製桶師傅表示說，腳桶稱為腳桶，是因為如果和其他種類的桶子相比較，這種桶子多出了三或四個器足（腳），所以才以形稱名作「腳桶」，與洗腳的目的之說無關；筆者據此爭議猜測，造成分歧的原因可能是過去古人多以「洗手腳」代指「洗澡」這件事，而腳桶可以用來洗腳、洗澡，所以在名稱和用法上就漸漸出現了古今混淆的情形。但不管如何，它平時可以用來洗衣服、洗澡，生產時也能夠用來接生和清洗嬰兒。最後一項的腰桶（ㄧㄡ ㄊㄤˋ）也就是育桶，同樣是圓弧型木盆，外觀上看起來比腳桶還高，實際上它的內部在離地高度約2/3的地方有上下分隔，所以其實它是一個淺底的桶子，目的是用來洗女性的下體或帶有經血的內褲；又因為「血」色，所以外觀一定是紅色，也常常會被跟盛裝髒東西的便桶配成一對使用。還有人認為，臺語的「腰」與「育」音近，「育桶」有育兒的意思，所以「腰桶」可能是它在音義上的訛傳；但也可能剛好反過來，是因為這個桶子是清洗女性腰部以下，帶產育功能的重要下身而得到這個稱謂，「育桶」反而是它的訛傳。

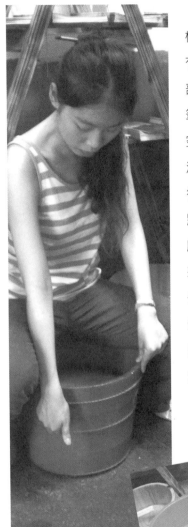

●腰桶與女性的身長比例

傳統有稱生產為「臨盆」或「坐盆」，就是取意坐在桶上，將嬰兒生在裡面的典故。臺灣有些資料說腰桶的盆淺有保護作用，盆的直徑又跟嬰兒身體的長度相當，孩子的頭部不容易被淹在水中，所以坐盆時使用的是腰桶。但是經過筆者實地試用，發現腰桶體積小、形體上大下小、底盤高又空心，產婦非常容易因為重心不穩而跌倒，再加上盆底非常淺，孩子一出生就被桶子撞到的機會很大，用它來助產是個很奇怪的景象；如果將它反過來，成為下寬上窄的椎體形狀，才差不多適合被產婦在產子的時候使用。但又會很不舒服，且同樣危險。臺南有些製桶師傅也說過去並不會拿腰桶來輔助生產過程，它純粹只用來洗女性的下體或內衣褲；此外，舊時俗語「無生嘸值錢，要生性命在腳桶墘」（女子需生育才能保住地位，但卻有性命危險），命是在「腳桶」的邊緣，因此「坐盆」使用的很可能是腳桶或便桶（嬰兒如排泄物般地出來），而非腰桶。

●腰桶（左）和便桶（右）

子孫桶原則上是過去新娘的基本嫁妝，因為昔日沒有像現代般的衛浴設備，為了新娘方便和生產子孫的需要，娘家在女孩出嫁時就齊備重要基本功能——便溺、洗澡、洗衣、產兒的子孫桶，替女兒未來的基本生活先做準備和期許。也因為這些桶子本身所帶有的私密性（放置房內、清洗下體）和象徵意義（承接由下體出來的物品），以及婚嫁的目的在傳宗接代，所以這些桶子的地位也跟著水漲船高，被美稱為「子孫桶」。它在「入門」時從娘家抬來，放在新娘房供新娘使用，腳桶則可能擺置在廚房備用。說「原則上」，就是因為不是每個新娘都會有這些陪嫁的物品。例如91歲的臺北詹阿嬤雖然家境不錯，但她說：「我兩歲就當童養媳，長大是送作堆，所以無聘禮，也無拜拜請客降功夫。」91歲的臺南王阿嬤，家境不太好，則說他們什麼東西都沒有，而且以前的人「ㄅㄚ隨意」，所以「雖然是大娶，但是無尿桶、屎桶這些東西，到先生那邊後就用他們的桶仔。」這一方面表現出桶子在當時家庭生活中的全家共用性，另外也顯示桶的材質、件數和樣數，會因為娘家財力和婚嫁的情境而有差異；雖然通常最少也會陪嫁一個馬桶，但如果是「非大娶」、「送做堆」、沒有這種觀念等等的情況，就可能沒有這一類的嫁妝。另外像83歲，家境平平，但是被大娶的宜蘭王阿嬤則說她「結婚時有腳桶、尿桶、屎桶、面桶，綁紅布，但屎桶都沒在用。」從有送屎桶卻沒在用的說法，也呼應了之前所說的，到了日治中期，在房間內大便人數下降的事實。

尻部清潔──如廁生活

　　回顧前文所提，即使尿桶一直被持續使用到戰後一段很長的時間，但在1930年代時，已經頗為平常的便所建築和使用便所習慣，也對子孫桶的實用和意義價值產生了衝擊。也就是說，子孫桶在婚禮和實際生活中的功用雖然仍然存在，一直到戰後也仍然有人把子孫桶當作嫁妝，但因為生活環境和習慣的改變，例如家庭中已具有現代的衛生觀念和設備、不習慣在寢室內便溺洗澡等等，都使它在生活中被使用的比例和重要性降低。1960年代以後，雖然部分地方仍舊保留著提送子孫桶、說吉祥話的風俗，但也有不少已經簡化成只剩腳桶或面盆來代指子孫桶，材質也從厚實的木桶改變為鉛桶或塑膠製大盆，甚至已經沒有這個嫁妝。

最後再附帶一提，在臺灣傳統民俗中，結婚當日一早，男方會將之前議定的禮品放在各六或八個疊成的一到兩吊的圓盤中贈送給親家（盤數均為雙數），這項禮俗一般稱作「行盤」或「轎前盤」，也就是上轎前所贈禮物的意思；北部地區有些地方則因於男方為了感謝岳母到新娘結婚為止，對新娘包括洗除糞尿等等的養育之恩，所以是用名稱雖俗，卻含義至深的「屎尿盤」來稱呼它；從前人對於辛苦育女的婦人，常會說「攢屎攢尿，盤仔等候」（現在一把屎、一把尿的照顧女兒，日後你的女婿也會用一盤屎、一盤尿來回報），就是源自這個風俗。如果綜合子孫桶和轎前禮盤的風俗來看，禮盤是男方聘禮的先行物品，子孫桶是女方嫁妝的最後器物，兩樣物品都有屎尿的別名，然而一前一後，一聘禮一嫁妝，一恩父母一顧子女……光是從這些名稱和意涵，就足以得見先人的智慧和對新婚者是多麼的期許了。

邁向現代新便器

在尿壺、便桶這一類的室內便器外，還有一種固定式的陶瓷燒製便器，它跟傳統的可移動式便器不論在型制、技術、價錢，和使用觀念上，都有著非常大的不同。所謂新式便器，就是指近代的西式馬桶，它的雛形產生在十六世紀末的英國，到十九世紀才在歐洲比較被廣泛使用，通常是坐式＊。日本在明治維新後也漸漸使用起西式的廁所和便器，不過不知道是不是因

■十六世紀末，英人約翰・哈林頓取材自印度，設計出西方第一個室內的抽水馬桶「AJAX」，包括蓄水池、儲水箱、啓動沖水系統的把手（沖水閥門）各一，和木製座位。1889年，英國水管工博斯特爾發明沖洗式馬桶，採用儲水箱和浮球閥，結構簡單，卻也確定了抽水馬桶的基本形式。至十九世紀，沖水馬桶才在歐洲較廣泛使用。二十世紀後，1908年F．Weid1設計出將水潑出為人體濕洗屁股的「手動坐浴盆」。1912年James H．King為便桶加裝滑動活板門防止臭味與疾病，稱「衛生馬桶」。1932年還產生「帶液壓乾燥器的衛生馬桶」，有一根小管噴水在使用者私處，之後以一股氣流將該部位吹乾。

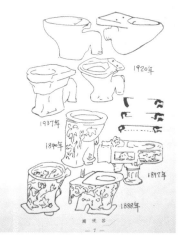

●西方馬桶演變圖

為日本有著「西方人背對馬桶，日本人則面對著它」的傳統＊，以及坐式馬桶較貴、較佔空間等實際上的經濟和空間需求，所以日本主要是使用蹲式便器。它一開始的時候並沒有辦法像坐式便器一樣有沖水閥的設備（直到二十世紀初才發明「可沖的蹲式馬桶」），而且正下方仍然是屎尿收集槽，只是排便與糞槽相連處的洞口較小，並藉著新式便器的型制盡量達到減少臭味、避免蠅蟲滋生、細菌散佈，和被排泄物回噴的困擾。

日本治臺後，臺灣人的建廁率雖然有明顯提高，但品質無法像數量一樣立即提升，絕大多數的廁所仍是採用舊式會反噴糞汁的屎礐式便所。日本政府將這點看在眼裡，希望改變，但

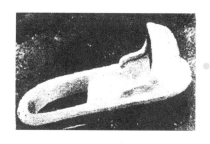

●糞尿分離式大便器（非水沖）

■古代日式廁所實為地面上一個長方形的開口，另加一塊豎起的木板，坑洞中是一個陶罐或半只油桶，或是在某條河流上；如廁時必須蹲在坑洞上，抓扶木板。

知道強制要求裝設新式便器不只是徒增民怨，更有實質面地經濟和物資困難（即使是在日本島內，1925年時仍在向大眾推廣改用改良便器），所以就藉著立法限制、補助興建新式便器，以及利用各式教育和傳播管道來鼓勵及推廣，希望阿祖們能改用各種新式便器。例如1902年，大稻埕派出所就傳喚所內便池業者二三十人，打算改建各地的舊式廁池成為洋式便池；臺北州的海山地區(三鶯、板橋、樹林一帶)則陸續透過1910年代的同風會、1925年的州郡聯合同風會、1931年的州、郡、街庄教化聯合會，和1936年的部落振興會等不同階段的社會組織和生活改善運動，宣傳屎尿桶和開放式廁所的不衛生，勸導改設陶製的改良便器，積極獎勵各戶廁所要安裝大小陶瓷便器以利衛生及採肥，所以1937年的記錄說當地已經是「居住環境改變，人畜不再共廁，改為大小便器併具的廁所」，其中板橋街浮洲部落振興會內的166戶住民更全部改裝瓷器廁所。在政府和地方團體不斷鼓勵，和社會結構像是風氣、所得和經濟水準改變的配合下，雖然廁所在整體上的改建速度不快，但也有一定程度的增長。

實際的新式便器安裝情形，有像1934年11月23日，林獻堂在日記裡記說：

培火往金圳處，余與成龍往永樂ホテル（按：指hotel）會根生，遇洪九江。ホテル之主人陳春金，頗為親切，導余觀諸客室，又為余介紹榮泉商會交涉買西洋便器。九時餘方返高義閣。

12月23日再記說：

洋式便器自十八日著手安置，至本日完成，榮發、阿平晚餐後將赴夜行車返臺北。便器、鉛卷、工金合計五百四十一円，即交其帶去。

　　霧峰林家可能原本就有陶瓷便器，但這次新安裝的西洋便所付出了541円的基本費；從當時的消費水準來看，這筆金錢在當地已經可以買下大約兩座公共浴池所需面積的土地 ※ ……金額這麼高，它很可能是可以沖水的水洗式便所。另外還有像91歲的臺南王先生，他們家中在昭和時期（1926～1945）因為地方政府的補助，厝內已經興建了汲取蹲式便所，他並說鄰居很多也是像他們家一樣；臺北83歲的劉阿嬤回憶她在1938、1939年到臺北幫忙臺籍產婆做事時所住的日式宿舍，室內有蹲的馬桶，晚上放尿也是在那裡；72歲的新竹曾女士則說從她做囡仔時，家屋前段的醫館屋內有做像現在這種的室內便所，家屋後段的便所則是在屋外的（從前的民宅有分「落」，若為街屋或豪宅，通常家屋的落數會多，即進深很長），他們可以視情況使用兩種不同的便所。如果不論花費，從以上的事件，我們可以看到當時有一部分的阿祖們在觀念

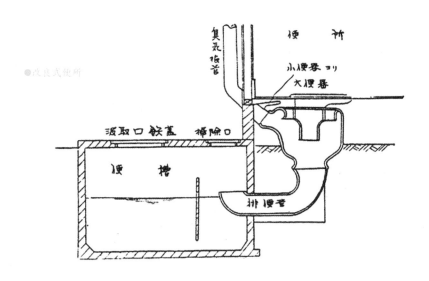

●改良式便所

中，已經有對廁所、公私環境，和自我身體感受的重視，所以能夠接受並購買先進而且相對之下比較昂貴的西式便器，而不是選擇差不多能用就好的物品，或是可以再生財的土地和其他的炫耀性物品，這或許也代表著時人在投資觀念上的改變。

　　如果從許許多多的例子總結起來，綜觀整個時代的潮流和發展，我們可以約略看出新式便器大體在1930年代時明顯增加。導致這種現象的原因有很多，例如歷來公私團體在社會中的教育推廣、1914年一次大戰後臺灣的工業日漸發達，同時，工商從業者興起，他們所具備的活潑性質也有助社會各種新訊息的吸收和流傳、1919年前後的經濟起飛，大眾所得普遍明顯提高，有能力增加消費等等，這些遠因共同助長1930年代前後的阿祖們在這段時期比較有能力和心情購買這一類的消費性物品，並使它有轉型成為「民生用基本物質」的機會。而負擔不起新式便器的民家，也可能會因為工作、鄰居、旅遊等等關係而使用到新式，甚至是室內的便器，並在接觸到現代物質設施的同時，多少帶動起使用習慣和觀念上的改變，以及想要主動改進居家設備的慾望。越到後來，隨著便器和馬桶隔臭等功能的改良，再配合上下水道設施等的建設，安裝新式陶瓷便器和便所放置室內的人家愈來愈多，社會防疫的效能也隨著漸漸增強；到1940年代之後，蹲放便所幾乎已經成為公私設宿舍的基本配備了。

　　綜合上述，不管是用尿壺、尿桶或屎桶，都是就近撒尿，方便第一；不必擔心黑夜外出時受傷，也是安全第一；而臭味和糞蟲不是已經習以為常，就是在物質條件尚未能夠配合下，也

■《灌園先生日記（八）》，頁402（1935.11.12）：「猶龍同余會春懷，適來傳、正勝在焉，他等正欲對庄長陳情創設公共浴場之事。余受春懷抹咽喉畢，與之同觀浴場之場所，其費用大約要五、六百元。」

是沒辦法的事。到日治中後期，雖然廁所和新式便器已經推廣了一段時間，使用移動式便桶的習慣因為政策、教育和社會環境的改變也比之前減少，表現在：

1. 婦女從使用室內屎和尿桶到僅使用尿桶，屎桶日漸式微、
2. 使用者群體從男子到女子，再到孩童和老人病患的漸漸減少、
3. 使用的時間從不分白日夜晚，減低為在夜晚使用為主、
4. 部分人士願意花費更多金錢在居家清潔衛生的設備上，顯示對相關問題的更重視，和觀念上一定程度的改觀、
5. 清洗移動式便器時更會注意到污物污染的問題，表示對自身和公共衛生的觀念和表現均有提升等等變化。

但是到了戰後仍然有不少家庭持續地延用移動式便器，並沒有因為家裡面已經設置了新或舊式便所而完全禁絕使用便桶，所以也需要不斷地倒肥和清洗便器……這個原因可能是出在公私便所尚未全面地普及建設，和便所本身的物質條件未臻完善，例如設在室外不便、夜晚危險、髒臭令人怯步等等，所以造成移動式的室內便桶在有臭味和被教導有害衛生之餘仍被持續使用的情形；待日後這部分的條件改善，使用便桶的情形也就隨之而更大幅消失了。

屁股用乾淨 舒爽好心情

　　人與動物的差異之一就是人會在便後擦拭屁股。在漢人社會，比較早的文字記錄是在上古時期，漢人使用隨著印度佛教傳入中國的「廁籌」（廁所用的竹／木片）來擦屁股，直到魏晉後期才有見到採用紙張來拭穢的記錄。其他東亞地方的習慣，日本人是用兩根箸（竹製條狀）來擦便後，近代後也改用包括字紙的紙張；琉球是用葉子和割成四五寸的山原竹擦拭，後來也漸漸用紙，但不會用有字的紙；南洋諸島則習慣用手和水來洗屁股，他們的便所中有數瓶清水供人使用。西方世界在19世紀前也沒有多麼先進，他們廣泛地運用草、葉、手指、小石頭、麻製成的粗纖維、布或天鵝絨等等物品來擦屁股，直到1850年倫敦才出現專供擦屁股用的手紙（被普遍地使用也是一段時間之後的事了），1857年美國上市由馬尼拉麻製的單張廁紙，1879年英人Alcock創捲筒廁紙，不久後英美合作銷售有打孔的「Scot tissue」（史考特廁紙），並努力利用廣告增進大眾便後用廁紙取代布或其他各種有字廢紙的行為，到1907年方才稍見成功。

1.織織竹棒屎篦仔

　　漢人雖然早就有用紙張擦拭屁股髒污的習慣，但不論上下階層，直到清末都仍然多是採用竹木片或草莖來擦除屁股上的便便。而在臺灣的阿祖們，日治前中期的時候也是用竹片、木片、草枝或小石頭來擦屁股，竹子比較多的農家還會將竹片綑成一束束地當作禮物贈送給親友。這種擦屁股的小片條，臺語稱作「屎刮（撧）篾仔」、「屎篦（仔）」或

「ㄍㄨㄟ丶　ㄙㄞ丶　ㄅㄟ丶」（也就是「刮屎的篦」），通常是用柔軟的竹子或是楊麻莖中的芯作為原料，直接削薄成片，檢查切邊會不會磨傷皮膚後，再剪切成大約從拇指到食指或中指張開的距離（臺語也有稱作「一掠長」），方便使用又不會浪費材料。像宜蘭王阿嬤等人說：

> 用竹子或剖去做籃仔的篦仔那種，把它用短短，約拇指到食指（比「七」）張開的距離，粗粗處磨一磨，裝在罐子裡，一箱。大家都會做，有空就做，嘸人在ㄟ賣，都自己做；以前都用篦仔擦尻川，放在礐仔裡，便所ㄟ旁邊，用一次就丟進去（礐仔），放尿都嘸擦。舀肥ㄟ人就會把它用做一堆，另外分類，然後用湯汁澆菜。

彰化孫阿嬤說：

> 屎篦仔用楊麻做的。麻果，頭攃下來，收好，尾和中間折一下，中間一節一節剖剖咧。較少用竹仔。以前老輩ㄟ，麻果都架長，剖剖咧，綁整圈圓圓的給它乾。便所一圈一圈放著，要用就拿一些，用1－3支擦。那都是先有空就剖起來放，不然臨時要用就來不及。長差不多6吋，比我的手指（張開）還長。之後就用粗紙，那要用一個桶子裝，不能倒在便所裡。

　　以上簡單的說就是自製屎篦、裁切好後同樣分成好幾把，各別裝桶，分放在房間或廁所的便桶旁，用完就直接丟在桶裡或排便處（這和現在部分國家將可溶性廁紙丟入馬桶內，避免二次污染和增加清潔上的麻煩類似，只是它是不可溶的天然材料），最後再由挑肥者一併處理。民間傳說故事＜蛇郎君＞中，用「金屎篦」來表示該君的富有（不知道是否也會用後即丟？）這一方面為屎篦的材質多增加了一份可能，另外也說明富人同樣是用屎篦拭穢。如果是放尿，

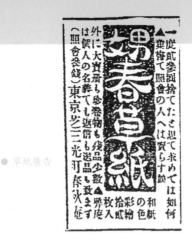

● 草紙廣告

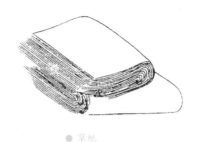

● 草紙

則不論男女多是沒有擦拭的，男子可甩去餘尿，女子則是蹲久一點（也可以抖抖身體），等下體乾得差不多後才起身穿衣褲。但也有像91歲的詹阿嬤說：「以前艱苦人，都剖竹子用屎篦仔在擦屁股，無紙可擦。但小時候放尿有另外買一些粗紙放著擦。」似乎最晚到了日治中期，已經有部分的臺灣女子會用粗紙擦拭餘尿。

在非物質的文化表現上，由於阿祖們歷來多是利用屎篦拭穢，所以有不少相關的趣味文學和習俗。例如在除夕夜圍爐前，大人會模仿屎篦刮屁股的樣子，拿一支屎篦（或草紙）在小孩嘴巴刮一下，然後說「囝仔嘴、講不畏、捼屎篦、與你拭嘴」；這一類的習俗有可能是源自南唐李後主當皇帝時為了敬僧，曾用屎篦刮臉的緣故（所以閩南俚諺中也有用「屎篦拭嘴」來形容舉止不當的人），或可能是單純源自平日用屎篦擦屁股的形象，但總歸是用來事先封住小孩的嘴，期許囝仔不會說出不吉利話語的象徵。此外，由屎篦的纖細形體，也產生了俚語像是比喻螳臂擋車，不自量力的「胡蠅舞屎杯」、形容小牙齒女子的形容詞「屎篦齒」，以及「一隻篦一略長，中間一粒黑糖」、「一片竹仔四寸長，中央一點糖，臆會著舉去嚐，臆未著舉去聞」等結合屎篦上的糞便所聯想出的有趣謎題。

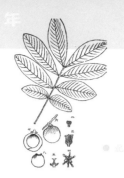
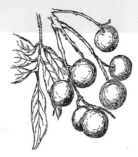
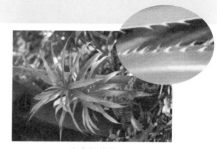

●番仔林投

2.自然為材任君選

　　除了屎篦，石、葉、水、布等等物品也都是臺灣曾經使用過的拭穢用物。像日治時代的調查書中，就載有臺灣原住民會以肛門就石頭、樹木來摩擦，或取草、木、竹、葉等來擦拭的方法＊，而阿祖們也會利用上述隨手可得的自然物質來擦屁屁，並因為這種的經驗或源自聯想，產生以植物拭屁的有趣俚諺，例如：

　　「用龍眼核（或龍眼子）拭屁川」──喻意有多種，包括：

　　1.比喻做法雖異但結局一樣的殊途同歸

　　2.各流派工藝雖異，但都可以做完工作

　　3.高興怎樣就怎樣的「在人好撚轉」

　　4.也有說它的意思是「鋌而走險」

　　「用林投葉拭尻川」──因為林投葉有一排排芒刺，所以這句話是用來比喻自討苦吃、自作自受，意思和「家己捧屎，家己抹面」相同；歇後語「林投葉拭尻川──倒裂」，意指困難收場，也是來源自這個典故

＊又如莊伯和在《廁所曼陀羅》（北市：二魚文化，2002），頁22-37說，臺中沙鹿（原平埔族聚居處）的廁所外會放一塊笨重的石頭，專給小孩便後坐著磨擦屁股；在1949-1951年間的國小皆採此法，事後大人會去洗石頭，而大人則用粿葉或小石頭。而妹尾河童的《廁所大不同》（北市：遠流，2002），頁339載，西岡秀雄曾分析世界總人口2/3以上擦屁股均使用紙以外的東西，約有手指與水、手指與沙、小石子、土版、樹葉、植物的莖、玉米的鬚、芯、繩子、木片、竹片、樹皮、海綿、布片、海藻等十三種。一直到現在，登山客在山上仍會用樹葉或樹枝等植物善後。

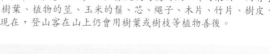

「用芋葉拭屁股」──癢

「用西瓜皮拭尻川」──沒完沒了

　　水和布也是被廣泛使用的擦拭材料，只是因為水不容易隨時取得，布用後要洗，增添麻煩，所以阿祖們比較少採用這類方法，但是從為小嬰兒洗屁股和更換布尿片，我們也可以聯想到便後是如何用水或布來拭穢。現在我們習以為常的紙尿褲是1956年時美國研製成功，1961年上市，在這之前，嬰幼兒一直是用布製品承接屎尿，或是用水直接清洗屁屁；也因為以布為材，因此我們稱為「尿布」，而非「尿紙」。當時的尿布來源和形態，大多是擷取自成人不分色彩的舊衣褲，上衣改做尿布，長褲改做尿褲，用法是先把布片摺成適當大小後，將兩條褲腳布包住嬰兒腰部，拿綿繩綁住，再將尿布墊在生殖器下；髒了就攤開清洗，晒乾後再重複使用。另外，臺灣有種專為五六歲前的幼兒設計的開襠或開屁褲，也就是褲子在臀部或下體處設計成可以有局部的打開，方便排泄，也能減少清洗的麻煩和小孩脫褲子後吹風受寒的機會。用當時記錄者的眼光來看，這是農村的生活智慧，但囝仔常常露出下體也容易因為受到感染而發癢、手抓而致手淫，所以缺點也不少，如果真的必須要使用這種方法，也必須格外注意、小心。

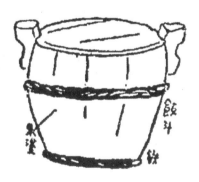

●飯斗──日人因不知台人以「屎桶」民替廁所，拿米需飯桶使用

3.舒適方便粗紙張

　　原則上只要願意，任何東西都可以拿來拭除大便。但是現在我們最常用的紙張，到底阿祖們是在什麼時候才開始用來擦屁股的呢？由於尚未見到臺灣人在二十世紀前有用紙拭穢的明確記錄，因此這個問題筆者在現階段還沒有辦法回答，但是在用紙張擦拭屁股已經有長遠歷史的漢人社會，阿祖們只要經濟許可，可能也是會有用紙拭穢的人家；即使沒有，漢人絕對不用字紙擦屁股的善良風俗也有在臺灣發展，所以我們才能夠在各種通書、善書中見到「勿用字紙」，或不依從禁忌就會遭到報應的俗信或故事。

　　如果從政府的態度來思考，人民如何擦屁股對國家整體的興亡似乎沒有太大的因果關係，而且即使臺灣在被快速西化的日本統治後，自認為比臺灣人進步的日本島人也不一定都會用紙拭穢，日本政府就更沒有需要臺灣人民改變這部分習慣的強烈動機，所以相關的推廣教育也比較少。較早期的相關記錄是1910年2月18日的《臺灣日日新報》記載：

　　　　八芝林公學校生徒。在舊歷正月間立契約。禁止一切賭事。竝如廁必用粗紙。及洗手用
　　　　巾拭淨。竝嚴以手拂涕。以冀漸次與內地人同樣。……事雖細微。而生徒能如此自勉。
　　　　亦見該校長一善化也。

這則新聞顯現出三項意義，一是當時的臺灣人少有（或沒有）用紙擦屁股的習慣，二是有日本人想要改變臺灣人的這項習慣，三是臺人最遲在此時已經開始使用起粗紙拭穢。

當時的粗紙主要是手工造紙，製作技術有漢式、日式造紙法和歐式的機器造紙。通常是用竹子、木頭當作主要原料，之後並有再研發出甘蔗製紙，但是兩者的成品都是呈現深黃色或黃褐色，「粗粗黑黑的」，俗稱為「粗紙」、「土紙」或「草仔紙」，價格依成品類別而異，但都比目前所用的金銀紙更粗糙些。當時的粗紙種類主要是大粗塵紙（其中的塵紙（ちりがみ），日文的意思就是廁紙），供應祭祀和日常生活使用。隨著臺灣製紙工業在1910年代後期的發達和社會發展所產生的需求，臺灣一方面粗紙的產量增加，二方面也帶動起相關價格的降低，以及更能夠被大眾普遍應用；這種氣氛持續醞釀，再加上經濟進步（有錢可買、粗紙價低）和時尚所趨（如教育、看到他人使用），最遲到了1930年代中後期，用紙擦拭屁股的阿祖人數漸漸地多了起來（還沒有全面普及），方法和現在一樣，「一次用一到三張，看屁股有沒有乾淨」。俗話「銀票看做屎紙」，雖然是在取笑有眼無珠、相差甚多，但也是用紙擦拭便後已經到達一定普遍性的一項表徵。此外，這種變遷不僅只是使用耗材在材質上的變化，並因為粗紙不像屎篦可以在擦拭後直接丟棄在糞尿槽或便桶中，而是需要另外備桶放置污紙再擇地丟棄，所以也帶有拭物丟棄在行為和觀念上的改變。

隨著時代進步，阿祖們在清潔屁股的用品上也有從竹片改變到紙張的現象和趨勢，只是在1930年代的戰爭前後，由於戰爭激化後的物資缺乏（含紙張），再加上政府開始漸漸加強推廣農民要轉米為麻，改種植可以榨油以供戰爭使用的麻類作物（稱為「愛國的潤滑油」），使免費的屎篦製材源源不絕，所以屎篦在歷經了臺灣物資增長的1930年代後仍被持續地使用，甚至有部分已經開始使用粗紙來擦屁屁的人在無法維持原有生活品質的情況下，只好再度使用起屎篦，直到戰後亦然（臺灣的「衛生紙」或「棉仔紙」雖然在戰後不久就研發出來，但當時不

論哪種紙都量少又貴，普通人多不太能負擔得起）。但不論時間和拭穢物質的對應關係如何變化，便後的屁股總是要擦的，所以阿祖們也從這個生活習慣，產生了不少好玩的擦屁股諺語：

「放屎無拭尻川」（便後無擦屁股）
——形容做事糊塗、有頭無尾，或拖泥帶水的人

「屙屎都無閒摒」（大便都沒時間擦）
——形容（諷刺）好像忙到連大便之後都沒時間擦拭的人

「健康第一，放屎無拭」
——諷刺只會在嘴巴強調衛生健康，但個人生活卻是連大號後都不清理的雙面人

「替人拭尻川，佫恆人噴呷歸面屎」（替人擦屁股，還被噴了滿臉屎）
——無妄之災

「替人拍尻川白」（替人擦白屁股）——無妄之災

「放屎煞著呼伊拭尻川」（大便還要替他擦屁股）——說人辦事不力，拖泥帶水

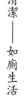

尻部清潔——如廁生活

最末再提供幾個有趣的反思。擦屁股的方式一直以來都被認為和痔疾（痔瘡）很有關係，阿祖們也為了解決這個難題而付出不少的努力。像吳新榮就為了本身的痔疾，不停思索有關大便的問題，最後結論出「便後不拭糞口的動物，當然不會生痔瘡，人類可能自學到拭糞口後，才發生痔病。」林獻堂也曾經多次為了痔疾而遠赴臺灣的溫泉地和日本療病，方法是多次用水

浸洗屁股的「浸浴」……。過去多認為擦拭屁股和身為男性是得到痔病的主因，所以俗話有說「十女九帶，十男九痔」；但是如果根據現代醫理的分析，痔瘡就是屁股的靜脈曲張（靜脈成為瘤狀；如果不小心擦破，很容易細菌感染致病），男人因為工作多出力，包括屁股，所以得痔的機會較大，並不一定是清潔不完全或用錯擦屁股的物品所導致；而且在實際臨床上，女性因為生理及妊娠的理由，罹患痔病的人數比男性還多，尤其女人在生子時，每個都一定會得到痔瘡，所以痔瘡的形成和如何擦屁股並沒有完全必然的關係。另外，之前先進國普遍認為，進步的擦屁股法就是使用水溶性的廁紙，因為可以避免丟棄紙張時的再次污染；但是在學界發現紙張其實有害痔瘡，而且會大量增加河川的汙濁度和森林資源的耗損後，傳統的水洗屁股反而成為世界最先端的衛生方法，水洗屁股式的馬桶也成為現代衛生器具中的主流。古今對照，雖然我們不太可能再度流行起使用屎篦擦屁股的方法，但祖先水洗屁股的人生智慧仍值得我們好好深思。

月經真的「髒」？

1.經期用品與禁忌

1921年，美國金百利－克拉克（Kimberly-Clark）公司開始發行第一塊現代式的拋棄衛生棉——靠得住（Kotex），雖然沒有提供固定棉片的背膠，但是至少可以不用擔心清洗和衛生的問題。那麼在這之前，女性同胞除了用水清洗，還能夠如何處理惱人的經血呢？據猜測，遠古時代的女性可能是就地取材，運用草、葉、獸皮之類的東西墊底吸血；後來改利用布製品處理經血，髒了之後就換洗再用；造紙發明後，也或以草紙來承接經血。

臺灣在進口現代式衛生棉前，也是利用布製品作為主要的經期墊物；因為關係到舒適、費用，和禁忌等等限制條件，所以女性在布的選擇上，材質會基於舒適、吸力、價錢和觀感等理由而多選擇深色的舊棉布。一份1908年發表，針對臺灣南部某一個小部落內共463名問診的本島人婦人所做的調查，就發現該地區的婦女在經期期間的習慣閩客籍大致相同，都是約三、四枚黑布片輪流交替使用。這些布片的來源通常是依賴結婚時的嫁妝（就是之前曾提到的，附隨在子孫桶嫁妝中的方形黑布），或是利用自己和長輩的舊衣褲。例如91歲的臺北詹阿嬤等人說：

月經用老大人的衣褲，男人的衣服也可以，拆開折折做月經布，沒有車或縫，鋪著；用黑的破布才袂紅紅，以前的褲子穿黑的較多。布髒了就拿去溪邊洗。都無用粗紙，也無用ㄑㄩㄡˋ ㄉㄧㄥ（橡皮筋）綁著，也不怕它掉下。

77歲的宜蘭張阿嬤則說：

月經都用較會吸汗的破布較沒破的部分去綁，尿布也是，但不可以用男人的衣服。布不可能整片，都是先縫成像面巾那樣，再來凹、摺摺，大家跟古早人都這樣，跟生子後（會排血）用的差不多。經期時可以跑來跑去，都想說有遮起來，沒關係，但只要有感覺熱熱的就要趕快跑回家換。以前人多是繫裙，所以不容易沾到，也比較容易換。少用粗紙墊。40多歲才有衛生棉，整片長長的那種。

尻部清潔——如廁生活

查某祖們基於傳統習慣（被教育）和利用物資的立場，多採用柔軟的舊破布，但此點在受過現代西式教育的醫生眼中卻是另一番風景。例如蔣渭水就在1924年的報上刊登＜婦女衛生＞一文，認為：

> 對局部的處置、要用清潔棉花吸取、用月經帶（自己用布做成、或向西藥房買橡皮的月經帶更妙）掛住、常見多數的婦女、皆用污穢的舊布或粗紙、以代此用、這實在是頗有損害的習慣、因此常使女子陰部、發癢起腫、生出膿泡、所以必要改良才是。

經期用物的不清潔會導致身體疾病的產生，所以是當時西醫認為急待改進以為健康的一大要項。至於在傳統習慣方面，古早時候由於工作勞動易髒，褲子多採用深系顏色，月經布很多就是取自褲子而非上衣的布料；這或許也跟傳統意識中「上身」比「下身」還「乾淨」，所以月經這種「穢物」最好是用下半身的衣物的觀念有關。另外，雖然有傳俗說：不能使用男人的衣褲作為月經布、經期的女性忌亂跑，尤其是到會影響生產、福運的地方，如造船地、出海前、或廟裡等等的禁忌，但這種一開始就對女性經血帶有偏見的想法在日治時期也慢慢獲得改善，尤其到了日治中期，相信並力行這些俗信的婦女人數比例似乎不高，這點並非常明顯的表現在二十世紀上半葉的阿祖們，尤其是曾經受過基本教育的婦女和男性身上。

如果要探究它的原因，則這很可能是因為社會愈趨開放的緣故。一方面女性能參與的社會活動愈來愈多，二方面學校、演講、報章雜誌廣播等等的傳播媒體也都成為傳遞消息和學習知識的管道。像學校體系內體育科和修身科等初級教育的課程中，就有教導學童月經的原理和處

理方法、保健態度，隨著進入學校就讀人數的增加，從學校獲得相關知識的人也愈多；又或是學醫的知識份子採用各種方式像演講、對談、刊報，來教育大眾相關的新知識等等，這些都促使當時候的社會風氣對「月經」的認知產生一定程度的現代性和開放性，尤其婦女們更是能夠從中接受到新觀念，視經期為正常的生理過程，然後反映在日常生活的作息上，呈現出有反抗「經血不潔」（ㄅㄚˋ ㄙㄚˋ）這項傳統觀念的意識和行動能力，以及建立一套自己能夠接受的新秩序、新平衡點，所以也愈來愈不會去特別注意像是不行使用男人衣物當月經布、經期來時要避免去某些地方等等的傳統禁忌。相較之下，如何在水邊、井旁這一類的開放場所清洗和晾曬沾有經血的衣物布片，而又不會被看見，反而是婦女們在私人浴室或洗衣空間建立前，經期來臨時的更大挑戰。

繼布片之後，經濟比較寬裕的人家最晚也在日治中期之後開始改用粗紙來承吸經血。使用的方法有將紙張折一折後直接墊在底褲內，也有的人是先把粗紙搓一搓變軟後，再用比較細白的紙包在粗紙團的外面，變成像潤餅捲一樣的樣子。雖然當時的紙質很粗、使用久了會因為摩擦而疼痛，而且容易滲漏，也需要花費比布片更多的經費，但是它可以大幅降低洗滌時的尷尬和麻煩，所以也曾經「流行」一時；只是因為它有這些無法避免的缺點，再加上戰爭期間的物資缺乏，所以用粗紙處理經血的方法一直到戰後都沒有辦法全面普及。而在以上所有的用品之外，水也是清潔和舒爽身體的良好方法。從前每天都會全身性洗澡的女性雖然比較少，可是通常每天都會小洗（洗臉、手腳、下體），天氣寒冷的時候才有稍微降低洗滌的頻率；但是如果是在經期期間，婦女們就會因為尿垢、血垢、味道的緣故，不論天氣寒冷與否，每天最少都會洗一次屁股，以保持身體的乾淨和舒適。

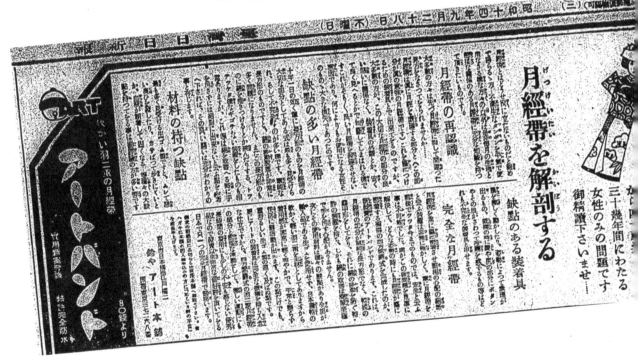

●1939神奇月經帶廣告

124

2.輔助固定月經帶

　　墊用物品的時候，不論是紙或布片，阿嬤們可能還會附加可以提供綑綁功能的細繩或布條好增加墊物的固定性。根據1908年的調查，當時使用這種細繩的方法是「布的一端從臍下，一端從臀下，拉至腰部前後兩端，再用細線繞腰部一圈綁起，類似丁字帶。」當然也有很多人沒有使用這一類可以加強布片固定性的物品，僅僅單純使用黑布片。最晚到1920年代，臺灣已經引進了一種主要由人造塑膠（橡皮；賽璐珞、Celluloid）所製造而成的「ㄍㄩㄇ　ㄍㄧㄣ」（橡皮筋），名稱是「月經帶」；它的目的也是在強化月經布的固定性，可以在西藥房購買（臺中還曾經發生阿嬤們用月經帶來打架的事件）。如果把它跟布製品兩相比較，則兩種物品在使用過後都需要洗滌，使用時也會和肌膚摩擦產生不適；而且人造塑膠製的月經帶不像天然物品那麼柔軟，用久之後也會因為彈性疲乏而僵硬斷裂、刺咬皮膚，需要再購買新品，但是它也有著具有彈性，能配合身體運動的大優點。1939年一則介紹新式月經帶的廣告＜月經帶を解剖する＞中，依次以：

「月經帶的再認識」──月經帶的正確用法和作用

「缺點多的月經帶」──長方形不合體型、易脫落、拿取時令手髒

「材料的缺點」──發惡臭、血液凝著、姿勢不順、屁股會沾到

三大點，告訴讀者（消費者）月經帶的重要性和傳統衛生帶的諸多缺點，最後以「完全的月經帶」為標題，說明這項新式的月經帶產品把盡量解決以上問題當作革新的目標，最後終於研發出特殊的龜甲形（符合人體工學）、特綿細的材質、如羽毛般的輕材料（「羽二重」＊），所以即使長時間使用也沒有滲漏的不安全感；它並且以自從在日本發售以來均大受好評等等廣告詞，暗指這種新式的衛生帶可以說是一項革命性的便利新產品。在廣告左側「アートバンド」（アート譯為美、藝術，バンド為皮革類的帶子）的左右兩角，也分別書寫該項產品的特性是「完全防水」，以及標明售價和產地是「八十錢（日本製）」。

　　除了利用自製或購買的月經帶外，日治中後期以後，有些女性也會在底褲下緣多加一條鬆緊帶，成為類似燈籠褲的樣子以防止經期墊物掉出來……經期用品有愈來愈便利，和愈來愈開放的趨勢。

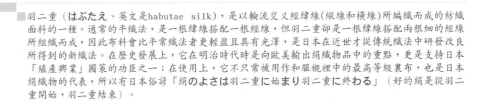

●腰桶

▓羽二重（はぶたえ、英文是habutae silk），是以輪流交叉經緯線(縱線和橫線)所編織而成的紡織面料的一種。通常的平織法，是一根緯線搭配一根經線，但羽二重卻是一根緯線搭配兩根細的經線所組織而成，因此布料會比平常織法者更輕盈且具有光澤，是日本在近世才從傳統織法中研發改良所得到的新織法。在歷史發展上，它在明治時代時是向歐美輸出絹織物品中的重點，更是支持日本「殖產興業」國策的功臣之一；在使用上，它不只常被用作和服裡中的最高等級裏布，也是日本絹織物的代表，所以有日本俗諺「絹のよさは羽二重に始まり羽二重に終わる」（好的絹是從羽二重開始，羽二重結束）。

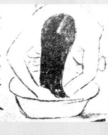

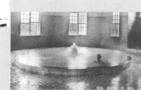

全身清潔——沐浴生活

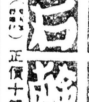

仁丹石鹼

（赤）正價十錢

バームオイル製

荒れた肌にも
使へば使ふほど
キメが細かに
するシャボン

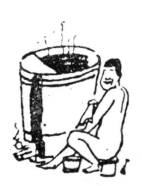

身體洗乾淨 平日少生病

處處可洗浴

1.河、井、廚、房——不限場地

(1)任意地點

清朝臺灣志書中關於沐浴的記載大體上可以分為兩類，一種是運用身潔與心潔間交互影響或延伸所得到的觀念，多表現在像「澡身浴德」、「沐浴聖化」等等的詩詞語句中；另一種是記錄原住民的洗浴生活，像是：

> 甫生產，同嬰兒以冷水浴之……冬日，亦入水澡浴以為快。（《臺灣府志》）

> 湯泉，在湯圍……土人無冬夏，澡浴於此。（《噶瑪蘭志略》）

> 性好潔，冬、夏男女日一浴。赤體危立，以盂水從首淋下，拭以布；或浴於溪。（《臺海使槎錄》）

簡單的說，就是原住民是每日一浴的愛乾淨民族。

漢人傳統的居家設計中並沒有「浴室」這個空間，大部分的人家是用桶或盆子裝水後，在屋內擦洗身體就算是沐浴了。阿祖們在日治初期的居家生活也是一樣，即使富貴如板橋林宅，也沒有在居家建築中設立一個提供洗浴身體的專門場域。當時，多數民家的住屋空間就只有廳

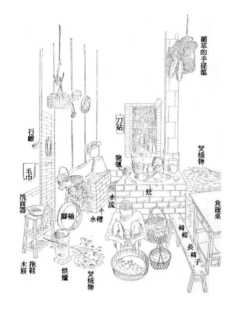

●灶腳間與民具

圖中標示文字：蘭草的手提籃、石磨、毛巾、洗面器、拖鞋木屐、烘爐、刀砧、柴燒物、甕缸、腳桶、水槽、水缸、灶、柴燒物、椅條長椅子、食飯桌

堂、房間、廚房、埕，需要洗澡時，不分男女老少或冬夏，都是在廳堂外的隨意室內擇地一隅，通常是選擇在房間或是廚房內，用容器盛裝熱水，濡溼手巾後在衣服下擦拭身體。擦洗時，很多男性僅僅只擦洗顏面和上半身而已，婦女則比較愛乾淨，會從臉、身體、手、腰、腳等，依次由上至下地清洗擦拭，或是用腰桶清洗下體，而中性的孩子們則會在開放的埕中空地，使用腳桶裝水洗澡。

阿祖們習慣使用擦澡的方式除了可能跟傳統漢人視洗浴容易吹風傷身的思想有關係外，也可能是受到沐浴地點的侷限。因為漢人的傳統民宅中並沒有自成一局的「浴室」建物，如果是在房間內洗身軀，就很可能會因為害怕弄溼土質地表或其他物品而拘謹行事，最極致的表現就是採用身軀擦洗法；如果是在廚房洗身體，因為灶腳一般都會鋪設石板或平磚板，以及本來就有進排水的通道，所以雖然也會擔心弄溼器物和地表，但可以比較沒有噴灑水顧忌地採用掬水淋洗的洗澡方法。而洗澡水，南部的家庭因天氣溫熱的關係，除了燒熱水外，也常常會用被太陽曬到溫熱的水來洗潔身體；北部地區的家庭則因為氣候關係，多是使用燒熱的溫熱水來洗澡。但不論如何，從前的阿祖們並不常像現在一樣，用很多水嘩啦嘩啦地頻繁清洗身體，所以

全身清潔——沐浴生活

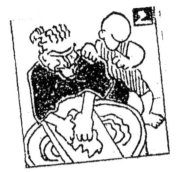

●1917洗衣

過去有文獻說臺灣人不分男女都少有入浴，因此衣服染垢很
快，需要常常洗濯衣物，而且因為身體不潔而得到皮膚病的
人也很多。

　　如果是洗頭髮，因為不需要脫去衣服，所以更常是在廚房或室外，解開髮辮或盤髮後，
低頭彎腰或蹲著，向前垂下長髮在腳桶或面桶裡，然後盛起冷或熱水，由上往下地倒水淋洗頭
髮；如果有用洗髮劑，還要懂得技巧，才不會讓臉上都是順流而下的泡泡；又因為頭是位在桶
子上方，汙水和泡泡會隨著髮絲再流回到桶裡，所以至少需換二至三桶水。除非是後來開始有
去「頭鬃店」（洗髮店）坐在像床一樣的躺椅上被人洗頭（所以日語稱理髮店為「床屋」），
才會是採用「仰頭」的方式洗髮。洗完頭後，再用布，或曬太陽、吹風等，將頭髮變乾。即使
是後來剪了短髮或燙了頭髮後，洗滌的過程也幾乎相同。

　　除了居家室內，井水、溪水旁，或樹下的一角，也是不分男女老少都可以洗拭的場所；
雖然空間開放，有被偷看的風險，但也有著空氣清新、取排水方便，以及完全不需擔憂汙水噴
灑的好處。清朝時期反應當時各分氣類的社會背景和提醒聽者必須注意安全地界的俗語「山仔
腳食豆菜，蚋仔港洗身軀」＊，和消遣或自我調侃的謠句「有若摸蝦仔，無若洗浴」、「身軀
專專粩（污垢），毒死烏仔魚數萬千」，以及對應的歌謠＜貧彈仙＞（也就是臺語意思的「懶

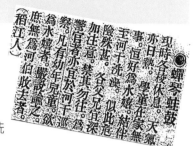

（稻江人）

「惰」）＊ 等等，在詞義幽默之餘，也反映出當時有人很少清洗身體，和阿祖們會在河海中洗浴的經驗與現實。

貧彈仙

F調4/4自由版

| 3 5 5 5 3 3 2 | 1 2 3 － | 2 3 2 3 6 | 5 6 1 － |

　　一天過了　　　又一天　　　身軀無洗　　全是仙

| 3 3 2 3 3 6 | 3 2 6 － | 5 1 6 1 3 5 3 | 5 6 1 － |

　　走去溪仔邊　　　洗三遍　　　毒死鰗仔魚　　　數萬千

全身清潔──沐浴生活

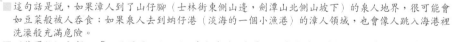

　這句話是說，如果漳人到了山仔腳（士林街東側山邊，劍潭山北側山坡下）的泉人地界，很可能會如豆菜般被人吞食；如果泉人去到蚋仔港（淡海的一個小漁港）的漳人領域，也會像人跳入海港裡洗澡般充滿危險。

　＜貧彈仙＞之詞：「一天過了　又一天　身軀無洗　全是仙，走去溪仔邊洗三遍　毒死鰗仔魚　數萬千」。阿祖們不只將對生活的複雜心情和幽默感表現在俚諺短句中，連生活不如意的心酸，也藉由河中生物的不由自主表現出來。

(2)洗浴房間

日本政府來臺後，雖然無暇顧及臺灣人的浴室建設情形，但1898年開始的「市區改正」和1900年頒佈的「臺灣家屋建築規則」等等政策，也間接對民家建築起了一些影響和約束，再加上阿祖們看到跟自己不同的生活方式，心裡也會興起比較的感覺和文化上的衝擊，所以最遲到1900年代，已經可以見到有臺灣人「在家幫創浴所」的記錄（《水竹居主人日記（二）》，（1908.8.14））；更晚期一些的1920年代，也見到了「臺灣人沒有設置風呂桶和浴室的習慣，但是近來居住在都會者以及在中流以上的社會，有些許會仿效日人而有入浴的習慣，並且在家裡設有浴室」的文獻記錄。

阿祖們設立浴間在1920～1930年代時有漸漸增加的趨勢，可能是因為這段時期文獻和田調資料開始增多，也可能是和之前的內戰平息、文官總督就任、開始有餘力關注民生生活、經濟漸佳、公學校教育的施行和與日人相處已有一段時間、入學接受新教育的學生數大增、風俗改良會等團體或衛生演講等宣傳活動廣泛施行等等的社會背景因素有關。興建浴室就和設立便所一樣，會受到經濟力和觀念等等條件的影響。雖然這時期所設立的浴所很多只是在屋內的廚房一角大約一坪大小的狹小空間，用水泥和石頭簡單圍起來的遮避物，設備簡陋，而且不一定全家不分男女老少都一定會使用它（有些家庭是男性才會在浴室洗澡，女子仍一樣是在房間內以桶子裝水洗拭身體），但是至少已經有了專供沐浴使用的獨立空間，而不是在房間內小心翼翼的洗拭身體，或是在戶外膽顫心驚地怕吹風。此外，阿祖們可能也會因為擔任公職、就學、工作等原因，而使用到日式宿舍或民宅內的浴室，因此臺人有使用浴室洗浴的比例是比自己家屋中有建設浴室的比例更多。到了三○年代末四○年代初，即使有戰爭的壓力，但是隨著衛生

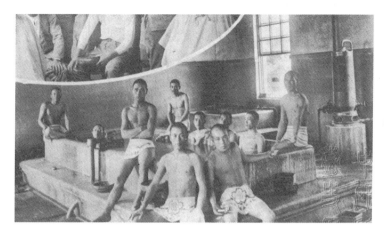

●入浴《臺北在營記念寫真帖》

思想的向上，阿祖們家中浴室的設置仍然有持續地增長；相較於日治初期連豪宅都沒有設置浴室，它所代表的不只是阿祖們生活文化的改觀、洗浴習慣的改變，也有著幫助臺灣人皮膚性和傳染性疾病的減少，以及整體社會疫病防治效果強化的意義。

2.新興公浴場──澡堂、溫泉與大海

(1)大眾浴池

　　清朝時期的臺北城內有兩家公共澡堂，艋舺地區的祖師廟也有一家。浴客大部分是男性，入浴費通常是每人兩錢（如果是單人浴室則每人五錢）；可以在大池浸浴，也可以選擇在大桶內裝溫水洗身；但因為沒有嚴格限制來客的衛生，所以很可能在潔身的同時也染上各式疾病。日治之後，各種新觀念傳入，洗澡也是現代生活的要項之一。有識者雖然希望臺人能普建浴室，維持清潔健康的生活，但顧量到要每家均設置浴室有許多困難，而且浴後的污水對環境或

人體健康的威脅不像排泄物所帶來的衝擊大，所以就產生了運用街庄費用設置具有「完全設備」的公共浴場，並促進一般民眾的利用，以養成清潔觀念和幫助預防皮膚病、砂眼等傳染病的替代方案。

　　隨著浴場漸漸被廣加建設，阿祖們實際上的運用情形，不論是個人或公眾池，或許是因為阿祖們習慣澆灌擦洗、認知上怕水髒染病、不外露肌膚、不想用已經洗過下身的汙水來洗上身，以及需要花錢等等原因，所以日治初期到浴場洗浴的臺灣人並不多。然而不到十年光景，以男子和上層人士為主的臺灣人，已經多能接受使用公共澡堂，婦女也開始漸漸進入浴池洗浴。像張麗俊在1908年曾多次在午後「到盛祥家（按：浴店）浴身……傍晚乃歸。」（1908.9.14）即使日後張氏家中已經建設浴室，他仍然偶爾會上湯池浴身。又如黃旺成在1915年時，曾有幾次到「南門」等地「入浴」的記錄；以及1916年1月31日記下「午後一時半退校，往浴場洗身浸久，出汗，幾乎暈倒」的字句。

　　另一方面，公共浴場中的營業用浴場為鼓勵（婦人）入浴，在一人一槽的小型個人式浴室外，還會加設有煙筒等休閒設備。日本人雖然樂於見到臺灣人喜好沐浴，但是對他們來說，臺灣的澡堂除了設備有待加強外，臺灣人的部分入浴習慣更是急需改進；例如：

　　諸沐浴者均攜手巾雪枚沐於池中，屋中人亦不之禁。

　　臺北府前街某公共浴室門口顯著之處貼有「湯槽內不准褶身軀，洗場內不准放尿」，及「洗場にて褌の洗濯，固く御斷申上候」。

内地人（按：指日本人）會在槽外汲湯（按：指溫熱水）以先流洗身體除不潔，臺人是脫衣後直接快速地進入浴槽內；進入槽內久後，就從頭頂到腳尖的搓洗污垢，使之落下。

這些帶著個人用品像是會起泡、濁水的肥皂進入池中，到在池內放尿、洗衣褲、揉搓體垢、不先沖洗身體就直接入池等等行為，到1920年代之後已經少有類似的聽聞，都說明了臺灣人在公共浴場的習慣已經發生了一些變化。至於浴場的入浴費，以1928年桃園街役場在市場邊新築的浴場為例，每個人的入場費是三錢，其他各地的入浴費則視池子的等級和個人或大眾浴池的區別，價錢約從二錢至十錢不等。

再之後，隨著政府漸漸有餘力關注民生，以及呼應之前衛生調查應該要增建公共浴場以彌補臺人民宅浴室的缺乏，和鼓勵洗浴以建立衛生習慣與減少皮膚病的結果，再加上民間已經感受到公浴量的不足而興起自發性的增設需求，所以各地區公共浴場的建設有比之前更加顯著的增加，如果是在特殊場地像是溫泉區，它的建設就更受重視，投入的經費也會比較多。到1930年代末期，像黃鳳姿說：「近來洗澡是使用日本式的浴槽或到附近的澡堂去，比起我小時候改變多了。」又或是1941年吳濁流在南京，首次前往公共浴室時，對浮泛著污垢的池水「心想如果洗澡水進了眼睛，恐怕眼睛要瞎掉」，顯示公共澡堂或是不分男女的上浴場洗浴，已經是普遍的現象，而臺人運用公共澡堂和注重洗浴清潔的習慣養成，則可以從日治末期到臺海對岸生活的臺灣人的感覺感知中得到一個比較。

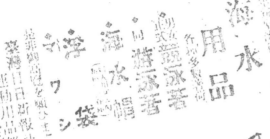

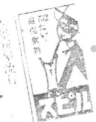

●1930海水用品販賣

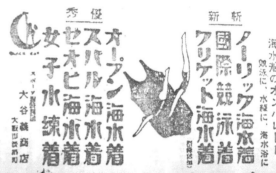

●1933泳衣販賣

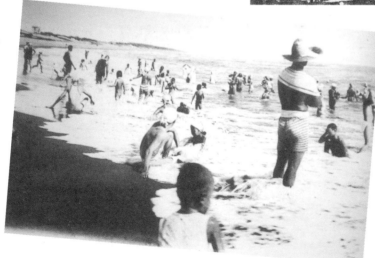

●高雄旗後海水浴場

136

(2) 洋洋大海

　　除了在家居或公共澡堂中的洗浴，受到學校教育和日本人習慣的影響，海水浴和浸泡溫泉也是日治時期另類又重要的潔身法，兩者並一起直接間接地助長民間浸浴、沐浴的風氣，達到移風易俗的效果。

　　傳統漢人是大陸性的民族，移民臺灣後，即使臺島四面環海，物資的流通也主要依賴河海運，但是臺灣人不太會主動去享受海水，私塾等漢式教育中更少有類似親近海水的相關教導。但從日治時期開始新式教育的初級課程中，除了各年級學童基礎必備的游泳或認識海水課程，民眾也會從報刊雜誌或是其他的傳播媒介上學到有關大海或海水浴的基本知識。像《臺灣民報》的〈夏季衛生談〉就有說：

> 凡浴海水。初次一日一回。時刻五分時。至十五分時為度。而浴水之時。務必戴麥稈帽。用布絆腹。浴後能用淡冰洗淨拭全身。再用乾燥之手巾擦清為可。

　　日治政府更利用公共衛生費，自明治年間開始，多方開設例如臺南喜樹庄、基隆孤拔、淡水、南寮、高雄西子灣、通霄、臺南灣裡、澳底、安平、臺中大安、宜蘭南方澳等等的海水浴場，並附設相關的管理機構，所以如果遇到像是船汙外洩或帶傳染病的穢物疑似被丟入海中等時候，管理單位就會公告禁止民眾到該海域遊玩……這些都使阿祖們對海水的觀感慢慢發生了改變。

　　海水浴的日漸流行，也表現在接受傳統教育的漢人中。像黃旺成在1916年6月的日記中，分別有「（端午）步行至南蓁，逢張傑君，一同入海水浴。」（1916.6.5）、「一齊同赴南

蔡觀湖，余輩四、五人海水浴，寒甚，一時外自南蔡乘車歸。」（1961.6.17）又如1929年的林獻堂日記記載：

三時旺成導余與炘、成龍、維梁往南蔡海水浴，天際微雲，日光不熱，涼風徐來，夕潮將返，余等在海埔競走，入浴四、五十分間，海水溫和不寒，真是快事。
（1929.9.2）

幾年後，他們還四百多人一同北上苗栗，進行「通霄觀月會」的海邊夜游活動：

四百餘人，四時半由臺中驛出發，赴驛長主催之通霄觀月會（通常在陰曆8.15或9.13舉行）。六時半抵通霄海濱，晚餐後入海游泳，時明月初升，海潮正返，濤頭被月光所照，其白如銀，余等逐浪浮沉甚覺有趣。在海中約有一時間久，上陸再洗淡水。
（1934.8.25）

到海水浴場遊樂或游泳已經被普遍大眾可以接受，臺灣人也愈來愈像「海的子民」。然而，當海泳碰上農曆七月傳統鬼門開的禁忌時，又會是如何呢？如果是學生，由於都是跟著校方安排的時間下水，加上當時是興盛「科學化態度」的年代，所以游泳的時機較少受到農曆吉凶日月的影響；又例如林獻堂先生到日本遊歷時，他和親友的海泳時間也多在農曆七月，俗信鬼門開，不可下水的時候（《灌園先生日記》1937和1939年），顯示傳統忌諱在當時——至少在曾接受新式觀念的學子和有識份子之間，已經不再是重要的生活依據，而這種觀點也會隨著他們態度的轉換而漸漸影響和擴散到其他民眾。

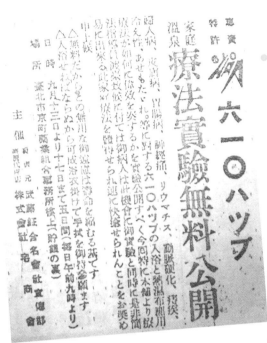

（3）暖暖溫泉

臺島富溫泉，日治時期因為日本人的喜愛和可以補充公共浴場的不足，所以也有運用公共衛生費在各地開發溫泉浴場，例如櫻、東埔、關仔嶺、四重溪、礁溪、員山、烏來、蘇澳（冷泉）等等，它們也都成為當地的著名景點、大眾的休閒地，和文人雅士喜歡的去處。像張麗俊1914年從臺中到臺北觀光時，就作了一首＜北投溫泉＞的詩句，林獻堂也有用詩＜步若泉率家眷遊關子嶺原韻＞來展露旅途心情；當時的歌謠：

火車欲行行鐵支（鐵軌），菜店查某（娼妓）點胭脂：點甲朱朱紅，菜店查某賢揀人。又 ㄊㄨ ㄅㄞˋ（摩托車），ㄆㄨ ㄆㄨ ㄆㄨ，駛去公園洗身軀

更同時連結起現代化的交通工具，和到北投「溫柔鄉」觀光、休憩的景象。

對於溫泉的應用，如果以林獻堂先生為例，那麼用途可以有：

商量新民報社買收民報社及內容改革……又同往北投八勝園浴溫泉（1929.1.27）

五時余與萬車、貴富、華英、場五人往北投湯本浴溫泉（1929.10.20）

余往臺北醫院受外科□名診察腰疼、指關節炎，他謂為リヨウマチス，往浴溫泉及按摩，就能漸全（1929.10.21）

　　所以溫泉在當時已經被廣泛地應用在洽商、休閒聚會、療疾養生等等事務。而浸浴溫泉的花費，同樣以1930年林獻堂在鹽水為例，「旅館宿泊每人二円，中食一円，入浴五角。」（1930.11.15）即使林氏的消費水準較高，但如果比起前述的普通公共浴場的花費是一人一次約二到十錢，那麼泡溫泉似乎也不是人人都可以享受到的特殊清潔法。

　　如果將浸浴溫泉跟日治後也被廣為提倡的海水浴兩相比較，則阿祖們似乎因為接觸方便、水質舒服、比較安全、文化習慣等等原因，接觸溫泉的人數遠比親近大海的人數還多。溫泉的廣受歡迎，使許多稍有能力的人即使是在物資缺乏的戰爭期間，也努力要去享受溫泉所帶來的鬆弛與愉悅；像作家呂赫若就常常自己一人或攜帶親友到北投泡湯休憩。溫泉的魅力和影響是有其恆久性的。

澎澎的時機

1.頭部身軀重保暖

阿祖們有一套自己的清潔行為，像婦女雖然沒有沐浴，但是每天至少會全身擦澡或清洗下

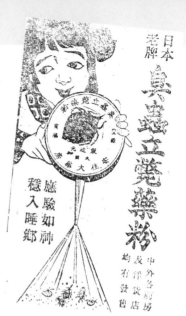

●日旧字人體和家庭環境常有臭蟲，
所以有臭蟲立藥藥粉

半身一次；客家人也有俗諺「衣服勤洗換，狗虱無處鑽」，
和「窮生狗蝨，富生瘡」（窮人因可換洗的衣物少和少洗
澡，以致身體骯髒生蝨；富人則因油脂滿身和缺乏運動，身
體易生瘡痲毒疣），教導聽眾應該確實注意切身的衛生習
慣；當然其他還有很多像是臭人、臭頭（癩痢頭）之類有
關骯髒或懶惰的嘲弄語。但是大體上來說，那時阿祖們的
身體清潔觀念和方法跟現在是很不一樣的，而在歷經現代
化洗禮後的日本人眼中，所見到的臺灣人幾乎都是：

> 少有沐浴，污垢常滿在皮膚和手指，其眼病和皮膚病多也是無足以怪。（《臺灣紀要》）
> 塵垢充體，則以湯水洗拭手足耳。是以身體常有異臭。（《臺風雜記》）

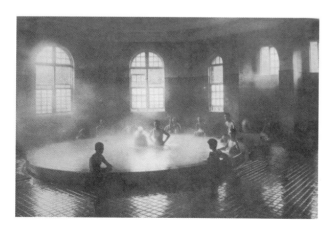

●北投單衆圖（溫泉）

簡單地說，就是十九世紀末的臺
人是少沐浴、體臭充斥、多有皮膚病
和體虱。我們的俗話諺語中，也有很
多類似的形容詞句：

全身清潔——沐浴生活

不好沐浴與俚諺

臭人　　「魚行口糞埽（垃圾）──臭到袂嗅得」（臭人如魚市裡腥臭的垃圾）

　　　　「食袂老，死袂臭」（老臭人！老風流）

　　　　「老了臭老韃」（年少者稱老人臭）

　　　　「六月　無洗身軀」（六月暑熱卻沒有洗身體，很臭）

　　　　「嫁著臭腳翁，捻綿績塞鼻孔」（取笑嫁給臭腳夫的婦人）

臭頭＊　「九月起九降　臭頭仔爬閣搯」（九月俗稱九降風的北風強烈，刺激膿腫的肌膚，又引來蟲食之，故會頻搔頭）

　　　　「九月起九降，臭頭無地藏」（強風刺人，患部痛得找不到安身止痛處）

　　　　「臭頭　假博道」、「十個臭頭　九個博道」（因爲臭頭者多能言善道）

　　　　「臭頭　多藥」（或「臭頭　厚藥」，因爲難治，故用藥量多）

　　　　「知人臭頭，偏偏要　呷人榴帽」（明知故犯）

　　　　「汝無嫌我臭頭，我無嫌汝老猴」（不相上下）

　　　　「嫁著臭頭翁，捻綿績塞鼻孔」（取笑婦人）

　　　　「好好鱟剖到屎流，婧婧囝育到臭頭」（處理事物不得要領，弄壞好東西，連健康漂亮的孩子都養成臭頭囝）

　　　　還有取笑臭頭的童謠「臭頭仔噴鼓吹，蝶蠅營營飛，出門給狗咬，實在有夠衰」。或是歇後語「臭頭包布──封繩（風神）」

　　　　註：頭上生瘡潰爛，處處脱髪的難治皮膚病，即癩痢頭

虱母　　「閒到掠虱母相咬」（無所事事）

　　　　「掠虱母頭殼頂爬」（自作自受）

　　　　「多虱袂癢，多債袂想」（習慣成自然）

　　　　「食要食，虱母嘸掠」（只吃飯但不抓身上的虱蟲，好吃懶做）

「和尚頭掠虱母」（故意；明知故犯）
「缺嘴咬家蚤——着力兼歹看」（吃力又不好看）

其他　因爲身體清潔不足而衍生的「枕木炭睡覺」（脖子污垢多）
配合臺人喜歡摳手摳腳的習慣而成之俗諺「癢的不爬　痛的掐到血滴」（或
「不養處爬到血流」。指要知道做事的要點）

　　身體的髒污不只會影響觀瞻，更直接牽涉到社會衛生和國家存亡的大計，所以日本政府來
到臺灣後不久，就針對這一個現象，明顯或無形地透過報紙、「衛生週」、警察、保甲、鄉鎮
公所、學校教育、演講、宣傳單、宣傳看板、宣導影片、衛生展覽會、公醫免費衛生諮詢等等
一系列的活動和教育，廣加宣導沐浴清潔是傳染病的預防良方，並
且在實質上的廣增浴池，期望能間接
地養成大眾衛生、有固定洗浴的日常
習慣。

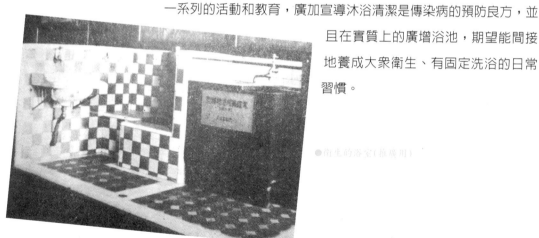

●衛生的浴室(拍攝用)

全身清潔——沐浴生活

以上方法的確在阿祖們的生活中產生了明顯的效果，如果從實際的例子來看，最遲到了1920～1930年代，絕大多數的阿祖們每日洗澡的次數，已經是天氣溫熱時每天都會洗一次身體（因為有流汗），只有冬季的時候才會減少洗浴次數成為兩到三天洗一次；而洗髮的頻率則視流汗的程度、天氣的好壞等條件來決定，通常是兩、三天到一週洗一次。如果和日治初期的「臺人少沐浴」互相比較，可以發現這是很大的改變。而這樣的洗浴習慣一直保持著，即使是到緊張又物資欠缺的戰爭時期，多數人為了自己的乾淨，也不太會因為買不到東西、空襲或麻煩而不洗澡……洗浴已經變成每天的固定活動之一。

苗栗郡通霄　臺人洗身次數調查表

季節		夏季				冬季							
別回		30	25	20	合計	30	25	20	15	13	10	3	合計
實數	户	412	13	7	432	8	3	46	208	1	164	2	432
	人	2347	64	41	2452	107	19	287	1321	13	694	11	2452
%	户	95.37	3.01	1.62	100	1.85	0.69	10.65	48.15	0.23	37.96	0.46	100
	人	95.72	2.61	1.67	100	4.36	0.77	11.70	53.87	0.53	28.30	0.45	100

資料來源：《新竹州保健衛生調查書》，第九回，頁115、116。

洗澡的時間點則很個人化，會隨著個人的習慣、所在場域、時間有無（忙碌與否）而異，但大部分會選一天的勞力活動將近結束，以及身體不太會再出汗的傍晚，通常是在晚飯前後，再進行洗浴活動；但是如果天氣有寒氣，則阿祖們就會盡量選在白天，尤其是有太陽出來的好天氣時進行洗浴活動，以避免因此而「寒到」生病。當然也會有較特殊的情形。如黃旺成在

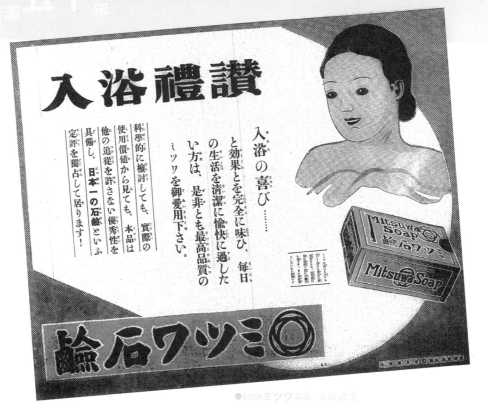

●1938ミツワ石鹼 入浴禮讚

1915年6月中下旬和7月中上旬，不只密集地在午飯後洗浴，而且是洗「冷水浴」（但在7月3日當天，也因「風強無冷水浴」）；1916年11月，則連續好幾天在清晨起床後「冷水摩擦（按：可能僅指上半身）」。

　　至於洗頭髮，因為洗頭和洗身體是可以分開的活動，不需要同時進行，再加上古早時候的頭髮長，需要藉助太陽和風使它變乾，以及晚上解開長髮很容易嚇到人等等原因（艋舺地區就有不可以在夜晚洗頭的禁忌），所以阿祖們通常會選在天氣好的大白天洗頭髮。俗諺有說「嫁

著作曹翁，無閑通好洗頭鬃」（嫁給需勞作的丈夫，會忙到沒有時間洗頭），而非「無閑通好洗身軀」，除了韻腳外，也或許是因為洗澡可以在農忙餘暇的晚上清洗，但洗頭就沒辦法了。這個謠語一方面暗示洗頭髮和洗身體並不在同一個時間舉行，二方面也是因為洗頭髮的頻率比較少，所以藉著「沒空洗髮」更能彰顯出生活的忙碌。但是自從「斷髮」後，尤其愈到日治中後期，瓦斯燈、煤油燈、電燈等益發普及，髮短易乾和夜晚時能見度增加等原因，也使洗髮的時間有轉移到晚上的趨勢。如林獻堂和黃旺成日記，均有「夜洗頭」的記載。（《灌園先生日記》19325.5.5，《黃旺成日記》1915.4.13）

隨著阿祖們愈來愈重視自己身體和外在環境的乾淨，到日治中期已經不太能夠見到臺灣人「體虱充斥」的記載了。像吳新榮發自肺腑的＜亡妻記＞，其中記錄了他在守喪次日回憶起近年來陸續發生的愛貓死亡、傳信鴿零落、女佣的頭髮生蝨……以為這些「都是俗信遭遇噩運的前兆」，而一向信奉科學的自己卻渾然不覺，所以因此深深感到自責……。如果「女傭的頭髮生虱」是普遍現象，就無法成為惡兆之一，這就是一個臺灣社會虱蟲變少的反面例證。

到了戰爭期間，雖然阿祖們仍然多會維持固定洗浴的生活習慣，但因為資源和人力都大量移轉到戰爭的相關事物，比較沒有餘暇顧及到日常的衛生活動，以及環境和個人衛生上，許久未現的虱母和體癬也隨著再度猖獗起來，即使它流行的程度仍然是視地域和家庭而異，但這對已經不再習慣虱母的臺灣人來說是一大震撼，所以才會產生「日本要敗，出虱母（ㄙㄚˋ　ㄇㄨˋ；頭蝨）」的俚語。

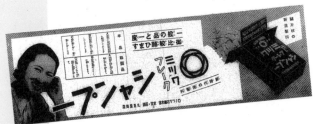

●1938ミツワ洗髮料

2.屁股四肢必洗滌

在以上全身性的清潔身體外，阿祖們還會用一種以「局部潔身」來代替全身性洗浴的方法，就是在睡覺前「洗腳手」或「小洗」。《漢書》有說「沐者，去首垢也，洗去足垢，盥去手垢，浴去身垢，皆去一形之垢。」《說文》則是說：「洗，灑足也；澡，灑手也；沐，濯髮也；浴，灑身也。」所以洗、澡、沐、浴、盥，依次是指洗腳、手、髮、身、手；如果從字詞的原意看，臺語的「洗腳手」就是「洗澡」的上古原意，因此當長輩說「緊去洗腳手」，就同時包含有單純洗手洗腳，和衍生出來的沐浴的意思。

古早時候必須要洗腳，是因為除了閩族婦女會因為纏足而有穿鞋外，平常大家多是赤腳在外活動整日，而且即使在夜晚用冷水洗腳也不怕「受寒」，又不用花費很多時間，所以阿祖們傳統的習慣是會先洗腳後才上床睡覺；清洗手腳這個動作在家族中同時也是身份地位的重要表徵，所以古早的上層人士每天都會固定被妻子等等的晚輩或下人服侍洗腳，即使是受過西式教育、走在時代尖端的臺灣第一博士杜聰明，也是要求妻子要幫他洗腳。

又例如臺灣有句俗話說「*愛某白，佮某洗腳白*」，意思是女人如果不加管束，家庭地位較高的先生就會落得反過來替太太洗腳的下場；它背後的涵義是嘲諷勢不如人，也是暗指沒有管好家庭的能力。

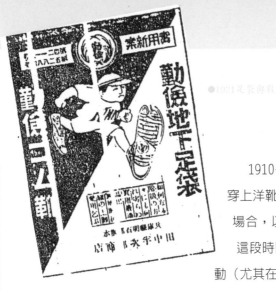

　　1910～1920年代後，隨著社會變遷，阿祖們開始漸漸穿上洋靴、木屐或臺式布鞋。普通人穿鞋的時刻是在重要場合，以及晚上洗完澡或洗完手腳後，到睡覺上床前的這段時間，才會穿上木屐或鞋，白天仍舊是赤腳外出活動（尤其在農村），然後再洗澡、踏履，如是週而復始……

　　所以除非當天晚上有全身性的洗澡，不然每天都還是需要洗腳後才能上床休息的，這種習慣並一直持續到戰後。

　　如果是針對婦女所說的「洗手腳」，則在清洗四肢外，還包括了清洗屁股和下體，又被稱作「小洗」。小洗、洗手腳，和洗身軀的差別，不只在於清洗的部位和範圍，還包括脫去衣服多寡的程度。通常，有洗澡就不用再洗屁股，而是否再洗一次手腳則視個人而定。如果當天沒有洗澡，幾乎一定要洗手腳或是小洗；可是如果像是纏足的婦女、當天已經洗過澡的人、沒有洗腳觀念，或是其他原因等，也就不一定每天都會洗腳。

　　這樣子每日勤洗手腳或小洗的原因，在當時尚末普遍知道細菌的普通社會裡，大多認為是為了自身和床舖的乾淨，或是養生、減少臭味以睡得更舒服，而不是抱持著可以減少或是避免

疾病的態度；但是從臺灣俗諺「睏前洗跤手，卡贏食補酒」中，似乎可以推見先祖們早就已經認識到維持手腳乾淨在保健衛生上的重要性，並用它鼓勵人們不要忘記洗手腳在人生健康上的重要性。

　　總而言之，歷經五十年的歲月，頻洗浴已經成為多數臺灣人的習慣，與臺海對岸迥異。因此，1944年國民黨在中國大陸成立臺灣調查委員會，在某次座談會中，臺灣長大的連震東委員特別告訴中國官員說，臺灣人經過日本多年的訓練，過的是新生活，有洗澡的習慣，並強調「希望散兵游勇不要帶到臺灣去。」還有一位屏東的兼業教師（1945年時他20歲）在1969年前後，被來臺田野調查的外籍學者訪問時說：

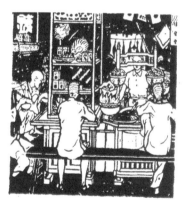

●1941大稻埕永樂市場的路邊攤，
有雜貨、草藥、吃食，與洗浴的人

日本殖民主義非常可惡……但它的確做了一件好事，它大幅改善了人民的健康，因為日本人使人民注意清潔。我們從學校一年級起就學到這件事，這就是為什麼（日據時期）早期沒有人會做夢想到每天洗澡，而現在，不洗澡將是件不可思議的事。

貼切又明確地顯現出阿祖們在二十世紀上半葉期間洗浴頻率增長，和清潔生活改變的樣貌。

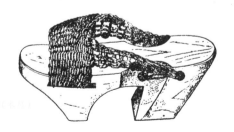

生喪與節祭 禮俗重沐浴

1.攏是為你慈母心

依照臺灣的傳統習俗，妊娠期間的婦女因為身分比較特別，所以有一些像是看劇和夜間外出要謹慎、不在盂蘭盆會時拿出腰桶（因為妊娠中的胎神汙穢，普度公會發怒）等等宗教心理上「看不見的清潔」的禁忌，但是在實際的身體清潔上則似乎沒有特別的注意事項。

等到生產的時候，普通人家多是利用溫熱水替產婦進行身體的清潔，但臺灣也有些地方習慣是用「雞毛水」（拔雞毛前先用開水燙一下，使雞毛好拔的這種水）來「消毒」產婦產後的下體傷口；除了身體清潔，臨盆的所有污水也要小心避免四濺，因為俗信房內有胎神、送子娘娘等保護神，如果污水潑到神靈就大失禮了。

產後第三天，產婦還必須用蔥這類的辛辣植物在滾開的飯湯或滾水內稍微燙一下，消毒乳頭和刺激乳腺，之後才能開始哺乳嬰兒（嬰兒在這之前僅供應蜂蜜、砂糖水或甘草汁，俗稱「食蜜水」）；而產後的20到60天內（視產婦的家庭狀況而定，通常是出生第一個「月」以「內」），是俗稱的「做月內」或「作月仔」，禁忌非常多，其中和清潔身體相關的，就是產婦為了身體的保暖不受寒而忌諱沐浴和洗用冷水，不然就會得到「月內風」，或是其他嚴重的疾病。但是，身上的垢膩令人難受，進補物的油脂和燥熱也會反映在皮膚表面，所以產婦仍然

多少會清潔身體，像是用麻油或溫水把面巾沾濕，用來擦頭和身軀，或是用布和肥皂，只洗手腳和面容等等；平常我們所認為的月內期間的不沐浴或戒澡浴，其實主要是戒全身脫衣洗澡和洗頭（容易寒到），臉與手腳仍是可以用溫水洗滌，身體軀幹則可以擦拭＊。

日治之後，政府力量和西式醫學開始制度化地導入臺灣，官方按順序地建置起近代化的醫療制度和醫生培訓，報紙期刊、公眾教育、產婆手冊等等也有推廣產婦生產前後有關身體安靜、外陰部不潔、入浴、飲食、乳頭保護、後陣痛的「正確處置方法」，不只教導孕期婦女潔身時的重點和注意事項，並由個人的身體推廣到身體所在的居家衛生。

以上所有的傳統習慣在日治期間，尤其是日治中後期，臺灣人因為民智漸開、洗浴已經成為日常習慣，以及受到醫學科學文化影響的緣故，婦女雖然在意識中仍然有受到傳統觀念的制約，但是在行事作為上已經不再完全視禮俗傳統為不可違逆的標的，所以有不少阿嬤雖然知道做月子期間有不可沐浴的禁忌，但實在受不了一個月都不能洗頭和身體的限制，就會變為「部分的執行傳統」，形成還是會洗澡，但是少洗一點，或是完全如常洗浴的現象。

此外，日本人也對婦女們在生產階段所用潔身水源中的「雞毛水」，做出了反對的意見。用現代醫理的態度看，浸泡過雞毛的水充滿許多細菌，反而會增加婦女產後被細菌感染，甚至致死的機會，這一點在日治時期頗受到政府和醫衛人員的重視，醫生、產婆和助產士接生時也有傳遞相關觀念，對這類「陋習」的降低實在是功不可沒。另一方面，生產時的污水不可以

■ 以上從產前到產後洗兒、育兒的過程中所有的辛酸喜樂，都可以在〈十月花胎病子歌〉中見到。例如「今我來去捝燒水 手巾熱提做一堆 著洗恰抉奧遭鬼 生子了後即落威；記得都無一瀎久 返才熱塊洗身軀 緊共君仔伊吩咐 衫著加包恰工夫；娘子汝生頭上子 身軀洗好熱號名……甘草央人買元一 熱捧碗頭搭冬蜜 今日十月 廿七 廿九通好做三日……」。

亂潑的傳統習慣因為是維護環境和人體健康的作法，所以仍然持續被提倡；這是因為疾病很可能會經由汙水或血水傳染給他人，又產時的污水富含許多有機質，容易引發細菌生長，假如被房間內的土質地面所吸收，表示地上的細菌更容易增生，最後也是危害到身體虛弱的產婦和嬰兒，因此不可不慎。

如果用階段過度性的觀點來看，月內期間婦女不許洗頭身和不用冷水，是同時含括了「隔離」、「休息」和「非常」等多種意義。首先，冷水和寒氣（風）是隔離的重要對象，所以藉著煮過或加熱的水來表示和不乾淨生水的區別、利用少沐浴和不脫衣的擦澡來降低空氣和病菌侵入「毛孔張開的肌膚」的機會，而古早時候的婦女頭髮都很長，不容易乾又靠近重要的腦部，所以更需要小心、注意。其次，這個時期的婦女不用像平常一樣，為自己或家人反覆地汲水、燒水、提水、倒水，也不用時時刻刻注意外表上的清潔美觀，所以是休息，也是異於平常的非常。以上不論是隔離、休息或非常，目的都是在幫助所有相關人等能在月內期間調適身心，適應未來社會地位和生活內容的轉變，使所有角色在這個過程中順利達成心境上的轉換；如果該家庭中已經有過迎接新生兒的經驗，那麼所有人的調適時間就可以降低，反映在現實上，通常就會表現在對相關禮俗或禁忌重視程度的降低。上述所有的一切看似傳統迷信，實際上卻是祖先累積千年的智慧良方，所以才能歷久彌新，到科學昌勝、科技進步的今日仍被謹守不悖。

2.心肝寶貝細囡仔

「母親」是歷經世事的成年人，和周圍的人際關係比較穩固，再加上女人的地位比不上與家族傳承延續有關的「子」的角色，所以社會上對於幼綿綿初生兒的保護與人際認知上的轉

變需求，遠遠比對母親角色上的轉變認同來的大；而且新生兒本身就是一個新臨人世的獨立個體，因此相關的「入世儀式」也比母親更多。有意思的是，其間的每個儀式都表現在實際和象徵性的清潔身體上。

漢文中稱生養子女為「舉」，意思就是「浴而乳之」。嬰兒出生時，全身液、血淋漓，傳統有用洗浴或擦拭的方法去除汙穢，但擦洗是漢人近世社會中的處理主流。臺灣傳統的潔兒法也是用紙或布片沾上清水或麻油後，擦除汙物，然後在約三寸長的臍帶處用苧麻線縛緊結紮，再用剪刀剪切臍帶（名為「斷臍」），塗麻油覆蓋切口處，最後再拿襤褸衣物包裹孩子（稱為「破布包」），而胞衣和其他汙穢物就埋在床下或深深的土中。

不立刻洗澡的原因是古俗認為如果洗浴不慎容易引起「臍風」，導致生病或是死亡，所以嬰兒出生後僅能拭除污物，再擦覆上可以防止傷風、消毒、皮膚粗皺等功能的胡麻油；而且嬰兒體表天生就有覆蓋一層胎油可以保護皮膚，如果洗掉反而會讓皮膚容易皸裂。也有說是因為過去嬰兒的死亡率很高，所以產後最危險的三天內不能給嬰兒沐浴、穿衣服，避免最後又被收了回去。

產兒第三天，產家也會依俗邀集親友為嬰兒進行第一次洗沐的儀式，臺語多稱為「做三日」或「做三朝」；「三」是富數，又帶「升」意，目的都在去垢消災、祈福吉祥。傳統漢人的洗三禮俗甚多，例如藥浴身軀、吉祥口謠、賓客「添盆」、拜祖先和床公床母等等。阿祖們也承續漢人傳統，生後三日，婆婆等家中長輩，或是產婆，會來替嬰兒洗澡；洗澡水是用臺灣常見植物中的桂花心、柑仔葉、龍眼葉等花草葉片煮成（也可以算是嬰兒的「藥浴」），並添

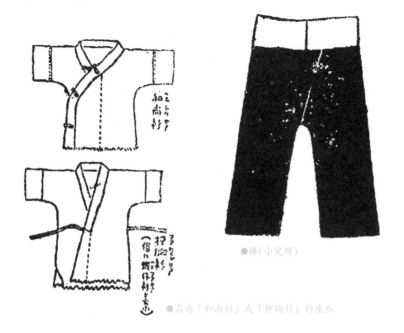

●褲(小兒用)

●名為「和尚衫」或「押胸衫」的產衣

加些許洗淨的銅錢及大小石頭等放置桶中,象徵「頭殼硬」、「有財氣」、「做膽子」的意思。浴訖,嬰兒就由祖母為他穿上稱為「和尚衫」或「押胸衫」的產衣,不再是襤褸布包,之後抱去大廳拜神明。敬神的酒要一次斟滿酒杯(平常是分三巡注滿),取意嬰兒一次放完尿、有規矩的兆頭。

三朝之後,產家下一個重要的時日就是「滿月」,天數通常是嬰兒出生後的第三十天,部分地區會選擇二十四日,取意二十四孝 ＊ 。內容同樣是準備溫湯和祝祈性物品為嬰兒洗滌身軀,然後敬神祭祖、親友同賀,但增加一項「剃胎髮」。各地祝祈物的品件和數量不同,但原

■如黃旺成在1915.9.30記下「鄭君長男本日第二十四日,請油飯」;1915.12.12記下隔天是其子繼舜出生第24日。所以送親友油飯,以及即將「初次剃髮」的事情。

則上都會有石、蛋和蔥，分別取意頭殼堅硬（硬得快，也就是囟門早日合攏）和如石頭般健壯有力、誕生（蛋液也可以去除胎垢）、聰明（蔥汁亦有除囟屎、開鼻促進呼吸、刺激毛孔和生長頭髮的作用）；其他還有像是錢幣（富貴）、藥草（吉祥、驅邪）等各類物品，均各有其意。而過程主要是在腳桶內放入溫熱水，用蛋黃汁混合蔥汁等柔潤和清洗小孩頭部後剃胎髮，之後用蛋滾過身體、臉上，口唸祈願口謠，最後將剃下的胎髮包在紅紙中，高放屋瓦間或抽屜等處收好。剃髮時，也可以從嬰兒的表情和動作，推看他將來的習慣。例如孩子如果當天終日喜笑，將來必和氣靄靄；如果頻出大小便，將來就會糊塗等等。

以上各個傳統儀式都有它的實質意義和對未來的期許，但也不可避免地在日治後，隨著教育、科學、有效率的新時代態度，和社會的漸趨現代化、工商化，以及臺灣人對待身體清潔的觀念改變等等原因，相關的習俗也多少發生了一些變化。例如到愈後期，為初生兒「擦」除污物的現象愈來愈少，「洗身軀」反之成為社會上的主流方法；「洗三」和「滿月剃頭」的風格仍然被持續舉行，但過程中的相關物品和參與者大減，儀式也常常被省略掉部分甚至是全部的程序；對神祖敬酒時要一次倒滿酒杯以避免母親會替孩子頻換尿布的傳統，在新世代的孩子眼中，認為「這實在是一種荒唐的祈願，真迷信」……以上都再再顯示出當時科學思想和傳統俗信間的對抗，以及在不同世代間觀念轉換的情形。

節祭與喪亡

1.潔境潔身五日節

潔身淨氣是漢俗長久以來的傳統。殷商時期的漢人已經知道如何運用含有藥效的香料性植

物幫助提升身心的健康，例如甲骨文中的「鬯其酒」就是以百草釀製而成的一種芳香藥酒，先秦燕人會使用狗屎或蘭湯沐浴以消災祛惑⋯⋯隨著各種被祖先發現可以用來醫病、趨蟲的香草植物，他們所能夠治療或抗拒在外的「邪」與「病」，漸漸地從具象的「害蟲」和生理疾病，拓展到抽象的靈鬼和由諸不祥所引發的疾疫；五月端午潔淨周身的規制也由此產生，並發展出要在當天插上菖蒲艾草等馨香植物、喝雄黃酒、沐浴雄黃或草藥、配帶香包、五線縷和艾人、薰製各種藥物以加強藥物本身效力等等的各種淨身、淨境習俗，並隨著漢人的遷徙來到臺灣。

所以，我們可以在清朝的臺灣史書中看到端午當天有：

「蒺藜子，有三角刺⋯⋯端午采其蔓，煮湯浴身，亦能消風」、
「製角黍，以五彩線繫童子手中，以虎子花帶在首」（《臺灣縣志》）
「午時采苦草浴兒，以辟邪氣」（《彰化縣志》）
「榕一枝，謂老而彌健」、「清晨，燃稻梗一束，向室隅薰之；用楮錢送在路旁，名曰送蚊。門楣懸滿艾，兼插禾稗，謂可避蚊蚋」（《鳳山縣志》）
「書午時聯以辟邪」（《噶瑪蘭廳志》）
「六月薜，端午日，人多取此沃湯沐浴」（《苗栗縣志》）

這一類潔身潔境的習慣，以及包括有包粽、龍舟等等的「潔心」活動。這是因為端午正值春夏節氣的轉換期，蚊蟲開始孳生，其後的熱天氣，又使食物漸漸不易保存，人也容易因為忽視環境冷熱變異而生病，所以傳統就認為這個月是「毒月」；五月五日又是正式入暑的先聲，而且有疊音疊意上的加乘效果，毒上加毒，所以就更需要利用各式辛香藥物充斥在身上和周圍（尤其是抵抗力弱的兒童），一方面是休閒娛樂兼防菌辟邪，另外也是暗示著暑熱氣候即將到來，提醒人們要做好身體、心靈和居家生活的衛生及保健，因此，端午節在實質意義上是一個「潔」和「淨」身、心、靈三方面的節日。

這樣的端午風俗，在臺灣主權移交到日本手中後依舊延續，而當日的節慶活動依日治時期的記錄有：**包粽、送節、遊江、榕艾苦草**（插髮、掛門上，或用苦草、菖蒲、青草、艾、淨香（抹香）等青草沐浴洗身，認為可以潔身除毒治百病；或言可以去除婦女纏足的臭氣、治療小兒所生腫物）、**午時水**（不腐，可解熱）、**藥茶、雄黃酒**（食飲、噴灑、擦面額）、**長命縷、香馨、桃茄豆、午時符、午日聯、雄黃酒**等等習俗，大約能夠分類為：

插榕艾苦草、配帶長命縷和香馨、貼上午時聯	驅逐外來的不祥	象徵淨境淨身
午時水、藥茶、雄黃酒、桃茄豆	防禦自內而發的惡氣	體內淨身
「草仔水」和午時水浴身	逐外來不祥、禦內發惡氣	象徵和實質的淨身潔身

　　上述的習慣和行事自清代以來原則上並沒有太大的變化，但很可能因於醫療衛生技術和觀念的改進、社會觀念的逐漸現代化、星期的週休制（已經週休，所以端午休息顯得沒那麼特別）和社會工商化，或許還有因為受到和式或西式文化的影響，使端午節不用再刻意強調需要洗午時水、草仔水、喝雄黃酒驅除身體內外的毒氣髒汙，因此端午「淨節」的功能性大減，「淨境」的原始意義漸被吃粽、划龍舟等的休息或休閒娛樂所取代。

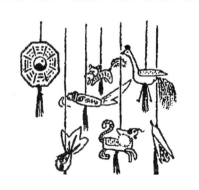

●各式香包

2.身心俱潔敬萬靈

漢人的祖先在單純的洗沐潔身之餘，也將沐浴延伸成可以潔淨身心，輔助情緒達成轉換的活動，並賦予「禮」的意涵，所以洗澡漸漸變成一件隆重的事，只要遇到重要大事，幾乎都會先沐浴，等準備好適宜的身心後，再靜待大事的到來（反過來說，正因為平日少清洗，所以更能顯出沐浴清洗時刻的「非常」）。

所有的「大事」中，最重要的就是祭祀，因為面對的是崇高至極的天地神鬼，而且事關廣大民眾的利益，所以與會的人在整個儀式期間都要表現出最大的尊崇態度，也必須清潔如真；而儀式期間的「潔」，就包括了供品潔（供品要用溫水洗滌）、禮器潔（禮器要刷拭乾淨）、祭人潔（心潔，祭前齋宿；身潔，祭前沐浴；衣潔，更換乾淨的衣服）三項。

臺人的祭儀以「潔身」來說，有像「至如建醮酬神，鳩資致祭，首事者沐浴更衣居齋宮七日，封海（不許取魚）、封山（不許耕作）。」（《新竹縣志初稿》）或是遇到重要節慶或求雨時，需要「新年元旦、冬至，均屬慶賀大典。文武各官皆齋戒沐浴，在前一日赴公所習儀。」（《樹杞林志》）「上御西便殿，沐浴齋戒，祈禱雨澤，每日三次。」（《思文大紀》）臺俗也是依循漢制，通常會在祭典的前三天（三天都要）就開始沐浴更衣，做好「淨身」的準備。

●1933斗六街為祈雨而齋戒沐浴殺牲

　　取三日之意，可能是因為「三」象徵多數，祖先們認為，身心的污垢需要像三天這麼多的時間方能夠清洗沉澱完畢；此外，三有「升」意，可以象徵身體和心境的愈臻潔淨，花費的時間又不會太長，所以最常被用來作為齋戒沐浴的天數。但如果是大旱大病等重大災情，例如：

　　當地士紳商賈等自三日前就開始齋戒沐浴……如果逢大旱而要舉行求雨時，則由當地諸士紳商賈等，自六或三個月前就要齋戒沐浴。（《臺灣慣習記事》3.2（1903.2）：63）

　　在公眾的利益與福祉外，當高等皇族造訪時，官方也會要求訪地的百姓要「大典當日。國民無論要齋戒沐浴。以表祝意。即舉式當日。街道亦要清淨無塵。」（《台灣日日新報》1915.11.5）

那麼為了表達眾人的誠心和願力，不只齋戒沐浴的時程要加長，也會要求該地方的所有民眾一同配合活動。由於日本文化也有大事前要先沐浴潔身的習慣，而且這並無礙現代式清潔衛生的發展，所以事前沐浴潔身心的習慣本身並沒有因為改朝換代而改變；但是隨著洗浴潔身成為生活中頻繁進行的習慣，以及社會觀念漸趨科學化、現代化的發展，「因祭而浴」這件事雖然依舊持續，但從「沐浴淨身」所引致而出的心靈純淨和心境轉換的功效向度很可能會因此降低，所以也就更需要依賴沐浴之外的其他儀式來輔助達成心緒上的轉換。

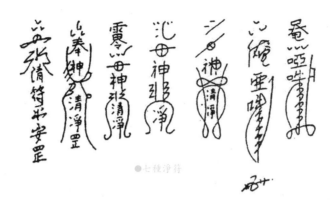

●七種淨符

在尊崇天地的祭祀洗禮外，當阿祖們面對自己未知的來生時，傳統上也是用「沐浴潔身」當作邁向未來路途的前兆和心靈準備。對於已經身亡的人，在世的人會幫往生者乞水、潔身、修整面容；而未亡人在這個心緒紊亂的過渡時期，傳統上則是用不沐浴潔身來作為哀悼的表示。只是後面這點在阿祖們已經習慣了注意清潔衛生和需要常常洗澡的生活後，也發生了一些改變──雖然心情悲哀，但洗澡潔身還是必需的。另外，活著的人家在喪事期間，會一再使用添加了麻油的符水洗淨眼睛，以及喪宅與鄰舍的每一門戶都必須貼上淨符等等，這則是象徵去除煞氣的形而上意義的「淨身」和「淨境」。

但如果是國家或都城滅亡、婦女為了守貞守節、或是異士即將「仙逝」前等等，知道自己即將要來臨的死亡呢？例如古早時候的漢人每每都是用沐浴淨身當作求去的先聲；他們實際上不一定真的會先淨身，但「沐浴而後亡」的書寫方式似乎是正規的史書通例。這一方面是因為傳統的漢人觀念認為，在能掌握的死亡前都必需先沐浴潔身，藉著沐浴整備好心情、以及用乾

淨的身心拜見先祖先賢，二方面也是因為不論是時勢所逼或是自知死期的自然身亡，亡前沐浴潔身的動作不只能顯現出當事人決心之下的從容不迫，也為奇人或忠義節孝之士的傳奇生命更增加分效果。這些行為在二十世紀後很可能仍然持續存在，但或許是因為寫史者和社會觀念的轉變，所以所見甚微。

　　經由以上，漢人阿祖不論是祭祀、歸西，或重要大事之前，最大的通則就是會先沐浴，以乾淨的身體和心靈過度到另一個場域中；這是因為沐浴可以使外表去垢成潔，並同時去除心靈垢穢和淨化精神，除舊更新，由身體到心靈地淨化自我。這在由行動表示慎重其事的同時，也是對人、神或是自我的決心與誠敬，因此特殊時刻前的沐浴，在潔身之外更帶有儀式性的潔心意義。所以，沐浴也進而被

◎引伸為具有消災去邪，進而得吉納福的作用。
◎如喪事結束後要淨身除穢、方士把沐浴當作養身或成仙修道的方法、遇不祥（「驚到」或生病）或夢不祥都可以用沐浴來「清除」具象和抽象的髒東西等等
◎用清水沐浴之外，也會在水中添加藥物或法物如「符仔」等加強效用

　　因此，漢人的沐浴觀念，洗濯的部位和動作、使用的物件等，在清潔之外，還有養生、禮教、休閒、祈福消災等因為不同需求而衍生的不同意義；透過沐浴儀式，人們的身心均得以因淨化和昇華而更充滿面對未來的力量。至於單純的因病而浴，或是不包含超自然想法的養生沐浴，則又是另一種「非常時期」的沐浴態度了。

全身清潔——沐浴生活

桶仔好裝水 皂鹼善清潔

木桶最溫心

1.潔身基礎水巾桶

洗澡時，最重要的物品就是水、布巾，和水桶。臺灣清潔用水的來源過去一直是取自河湖溪井等自然水流處，除了直接就在井邊河中用冷水洗濯，阿祖們通常是將水挑回家後裝在大水缸內，待需要洗澡時再用大灶燃燒草仔、薪材、炭塊、瓦斯等燃料，加熱冷水後，端提到洗浴的場所使用；即使後來家中裝設了自來水，也是需要另外燒熱水再提供洗澡使用。

布巾，臺語稱為「巾仔」，通常是單純的白色棉布片（但洗久也就變黑了），和我們現在所用，充滿柔軟凸起狀纖維的毛巾相差甚遠；它在使用上通常是全家共用一至二條，可能有分擦拭上、下身使用的，也可能是一巾從頭擦到腳。巾仔因為是直接接觸到皮膚的物品，就醫學的觀點看，共用巾仔是比共用桶子更具傳染力的，但當時的阿祖阿嬤們長久以來都是如此生活，也不認識細菌、微生物這一類肉眼看不到的小東西，所以共用布片的情形到日治末期雖然稍有改善，但仍是很普遍。

裝水的容器方面，古早阿祖們的家中通常會放數個各種樣子的圓木桶，例如腳桶、面桶、腰桶、腳仔桶（洗腳用）、屎桶、水桶等等；除了屎桶，其他的都可以拿來裝水以備清洗身體使

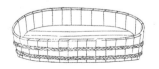

●提水桶 浴盆

用。使用上，多是全家大小共用（傳染病也很可能由此傳播）這些桶子，僅少數經濟上較有能力、住家空間大，或本身就是在製桶的家庭，才能一人一個專用桶地使用。

　　過去臺灣人的家裡幾乎都沒有專門用作浴室的空間和設備，即使有，也因為物資質量的無法配合而沒有固定式的衛浴設備，因此洗澡的時候都是使用桶子盛水，再燒水、裝水、倒水、舀水⋯⋯這個過程中，主要是利用面寬大，深如小腿肚高的腳桶，人或蹲或坐在桶外，汲取桶內的溫水澆掬或拭洗身體。有篇1940年代前後，某位臺灣女作家回憶她兒時洗澡場景的文章寫著：

> 晚飯後我向外飛奔而出找臨童遊玩，然而不久後從各家傳來「・・仔，來洗腳手呵」的女人呼喊。在臺灣是不像日本島那樣使用風呂桶，各家都有稱為腳桶的從腰開始洗起的桶子，和洗上半部用的面桶來沐浴。毛巾也有分為面布與腳布。多數是由母親或祖母等的女性替小孩洗澡，而我常是由查某嫺仔的碗仔來幫我洗。我不管何時鼻孔均有污垢，碗仔總在鼻子擦紅了之後笑說：「賣炭的老闆烏鼻穿（黑色的鼻孔）＊，你也一樣。」再用沾了皂的面布由臉抹到胸，然後手，接著就要浸到裝有溫水的腳桶裡洗了。最後要坐在竹椅子上，將腳放進桶裡用腳布來洗。夏天的其他時候，一週約有二回是全身浸浴的大型洗浴；這時候母親擔心將小小孩候地放入水中不太好，就先用溫水拍拍我胸口，之後唸「一、二、三、四，囝仔脫褲無事情，觀音佛祖來保庇」⋯⋯（黃氏鳳姿，＜艋舺の少女　思ひ出　四＞，《民俗臺灣》，1942.6）

■　「賣炭的太太烏鼻穿」源自諺語「賣火炭的某烏鼻穿，賣豬肉的某大尻川。」這句話是嘲笑炭商和歇肉商的妻子，一個是鼻孔烏黑（因炭粉入鼻），一個是因油脂豐富而生大臀。類似句有：「賣油的某，頭光面光（因滿髮滿臉沾滿油）；賣火炭的某，烏鼻穿。」阿祖們也有拿腳桶來作比喻，像「人情恰大過腳桶」，就是形容施一點點小人情給別人就念念不忘，勤討人情的意思。

全身清潔——沐浴生活

從文中，我們看到中上階層的家庭在沐浴時，腳桶和面桶在使用上的差異、先擦肥皂後洗浴、大桶子的使用、洗濯在傍晚時分等等習慣，還有從桶和毛巾分上下體使用中，看到上身貴、下身賤的傳統漢人觀念，以及脫去衣服後要請神佛保佑，所遙應到的傳統認為洗澡脫衣會傷氣、致病的想法。如果是在普通的家庭洗澡，相關的程序可能會簡單一些，例如視情況才使用洗頭的和洗身軀的各一個桶子：

　　面桶、腳桶各放一邊，舀水來，再拿來ㄏㄡˋ　ㄏㄡˋ洗洗，倒掉，再倒水來洗。洗頭髮再用面桶。若是小朋友，則是燒水放在大腳桶，大人都先幫小孩洗洗，然後才是屁股、全身進去裡面洗。

　　如果只是洗手足下體（屁股）而沒有洗澡，女子則是用腰桶蹲著洗，男子則用腳桶或面桶，絕不能用女子的腰桶，也不能碰，因為俗說如果男子碰到女人用過的腰桶，就會「查某人性」或「查某人體」。

2.放鬆筋骨浴桶佳

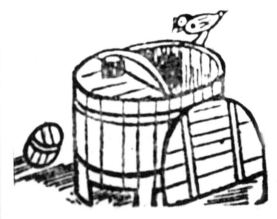

●1919 雀和風呂桶

　　日治之後，阿祖們的洗浴方式也受到日本人浸浴習慣的影響，除了上澡堂洗澡，坊間也漸漸可以見到使用稱為「風呂桶」（フロケ）的日式浴槽來泡澡的臺人民家（在這之前的臺灣人可能有極少數也會使用漢式的浸浴桶）。尤其到1920

年代時，由於歷經之前的工資大幅上漲、一次大戰後臺灣景氣攀升、社會和學校教育的潛移默化、重視民生的文官政府執政等等因素，臺灣社會中的風呂桶數量也有明顯的增長。

這種浸浴用的日式浴桶，初期多是像將水桶直接放大成圓或橢圓型的單純樣式，依每個人的形體體積而有各種尺寸，通常長寬約三×二台尺，深約三點五台尺，可能附有器足，儲水量大，可使成人全身坐浴其中，但必需自行加入熱水；它因為所需要的價錢、場地空間和熱水等等基礎設備都比腳桶等桶子多出許多，所以沒有一定經濟能力的人是無法享用得起的。

後來，日本人又再引進一種附帶加熱裝置的「火釜風呂」（日語，又名「拒風呂」、「鐵炮風呂」）的樣板給臺灣製桶師傅照著製作，所以臺灣開始有這類的進化版風呂桶。它的外觀多呈微蛋型，內部以木板分隔大小兩邊，大邊處可以裝水浸浴，小邊也就是尖頭的一端內，放置一個鐵爐（也就是「烘爐」；日語稱**かま**，釜意），像灶一樣可以放入煤炭等等材火，再藉由加熱的鐵爐將熱能傳達給周圍的洗澡水，使木桶內的水溫升高，就不用在桶內頻加熱水；桶子的下方還有大約五寸長的器足三到四只，墊高桶的底部，需要助燃薪火的時候就從桶底，也就是器足撐起與地面隔空的部份，吹煽風，讓空氣從裝有鐵爐的桶子下方的一個挖空洞口吹入爐內，產生對流，助燃薪火，而燃燒所產生的裊裊白煙就從鐵爐的煙囪管排出。

這種鐵爐初始僅是一支附有鐵管的爐子，材火從鐵管（即冒煙處）由上往下放置；後來改良，將鐵爐下方另外開設一個具有閘門的開口，讓材火和煙能夠從不同的洞口進出，更增安全。這種浴桶因為在技術、材料和風險性上都比較特殊，所以造價也較普通浴桶昂貴許多；但

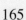

全身清潔——沐浴生活

是，這種浴桶也因為具有可以燃燒薪材的特性，所以在使用上就必須特別留意，普通的浴桶不良頂多只是漏水，可以修補，但火釜風呂稍有不慎就可能會發生燙傷，甚至失火的嚴重意外。像1935年3月發生了＜員林芭蕉檢查事務所　火災損害約一千圓的事件，原因就是出在「浴桶煙筒火勢過猛」，所以千萬不可以輕忽大意。

到1930年代中期，臺灣不論南北、城鄉或男女，雖然在比例上各地區和城鄉有別，但大約都可以見到有使用浴桶或去澡堂浸浴的習慣；尤其是在經濟能力比較好、當地日本人佔住該地人口比例較多的地方，通常該地區臺人民家中的浴槽設置比例也會比其他地方還多。

過去使用浴桶的情形，就像現在的我們家中即使設有浴缸，但也不會每天都浸泡的心理一樣，當時候的人家即使家中設有浴槽，也會有材火、水量和時間等等經濟上的考量，所以阿祖們還是傳統的洗身方式和新式浴槽輪流交替使用。從黃鳳姿在1942年自述回憶祖母的文章中，可以清楚地見到社會文化在這方面的變遷：

> 洗澡也多在這個房間內使用面桶和腳桶用毛巾擦拭身體，偶爾也會跟我們一起浸入浴槽，但她都不脫內衣入槽，我問她，她就說因為人老了容易感冒，所以等到身體感覺暖和了之後再脫內衣，但在孩子的心裡卻覺得不自然，有點像在海水浴時沒穿泳衣，卻穿著褲子游泳一般，感覺有點噁心。

短短幾行的文字，表現出從擦洗到浸洗的漢人習慣和器具的改變，以及「養氣觀」的漢人傳統與新式教育（不怕吹風的海水浴）間的摩擦。又如新竹曾阿嬤回憶說：

以前我們鄰居就有浴缸，很大桶，只可以一個人進去泡，兩個人不行。它旁邊有一個爐，中間有一個鐵管，燒時燒在裡面，鐵管熱，水也跟著熱。要洗澡的人就先舀水出來外面，身體洗完後再進去泡（浸）。他是經濟還好的臺灣人。他在燒ㄈㄨ ㄌㄡˋ（風呂）時，就會跟鄰居大家說「ㄨㄣˋ有底ㄟ燒ㄈㄨ ㄌㄡˋ，要浸的人快來浸！」大家就「好哇」「好哇」，就準備東西去泡。好像沒換水，因為浸的人一定要在外面先身軀洗洗才可以下去。

這種火釜風呂到戰爭結束後都還流行一時，現年五、六十歲的師長們許多都仍然對它有著深刻地印象。它就像是家中擺設的迷你公共浴場般，可以多人輪流浸泡享用；又因為大家都會先洗淨身體後才下水浸泡身體，所以也無須擔心水質問題。

如果和日治初期相比較，臺灣人一開始的時候是在公共浴場內沒有先沖洗就直接跳下水池，或在池中抹皂、洗褲、搓除汙垢等等行為，到這時候在家中的私人場域卻已經有了為他人著想的衛生觀念，再次映證了阿祖們浴身行為和習慣的改變。而以上各種像日本人在剛來到臺灣時，看到連板橋林家也沒有設置浴室，或是臺灣人沒有入浴，僅只擦拭的洗浴習慣，到1910年代後興建浴室、購買浴桶、先洗身後浸泡的習慣陸續出現，再到變成大眾習以為常的生活作息……它背後的涵義不只是阿祖們受到異族文化影響而改變洗澡的方式（擦澡淋洗→浸浴），更是臺人有能力和有意願來進行這項改變，以及臺灣人重視身體清潔（少→多洗浴），和公德心增長等等洗浴文化變遷的綜合表現。

增潔與芳香

1. 天然妙材是鹼物

在沒有化學合成品的時代，清潔所需的劑品都是取材自生活周圍的自然物品，再用簡單的手工和合成法製造而成。臺灣阿祖們的除垢物品，清朝時期的地方史書中記載有：

綠豆「屑粉，可去垢膩」

玉芙蓉「葉似艾，微香，摘插頭上，能去髮垢」

黃目樹「樹高大，實如枇杷，中有子，去之，用其皮以澣衣，能去膩垢」

絲瓜「取絲滌釜，可以去垢」

椰子「用以洗鍋，可去油垢」

由於物品混用的習慣，上述的所有物品只要皮膚可以接受，阿祖們也能夠使用在洗除身體的污垢上。但是如果單純以清潔時所需的皂鹼類物質來說，傳統上大致可以分為：

皂莢（豆科植物，其綠黃色扁穗狀花可直接供洗滌用）

皂果（皂莢的果實，須導碎後使用。各式皂果中以中間肥厚多脂帶黏性的最好，有說舶來石鹼的名稱也是因此而被稱為肥皂）

灰汁（植物燃燒後的灰燼）

豬胰臟或鹼

其中，日治時期的阿祖們最普遍使用的清潔劑，就是黃目籽和茶箍。

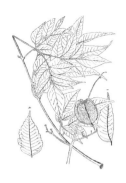
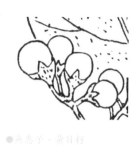

●無患子・黃目籽

　　黃目籽又有被稱作無患子、木患子、油珠子、菩提子、鬼見愁、麻妃仔（臺語），它的果肉遇水會起泡，可以拿來清潔使用，但是白色衣物洗久了會因色素沈積而變黃。而茶箍是從茶的果實搾油後，將剩下來的茶渣（即「粕」）結合成大約三斤重的塊狀（大如小圓板凳圓面的形狀，或是製成直徑約五寸、約如茶碗般大的圓餅），塊體中間穿一個洞，提供專門販賣茶箍的行走商人擔著買賣（行走時會敲打物品，發出ㄎㄞ・　ㄎㄞ・聲）。茶箍在過去多是從福州進口，日治中期後因為技術改良和增植茶樹等等原因，所以貨源漸漸變成臺灣自產自製的為主；它可以用在當肥料施肥、洗濯、洗頭髮和洗身體，特色是洗黑色的東西會使物品更黑亮，所以特別適合用在清洗頭髮上。

　　使用的方法，有像91歲的臺南王阿嬤等人所說的：

　　　大家洗澡都用茶箍，洗衣、頭毛用黃目籽，也會用尿。黃目籽是整粒在樹上，用下
　　　來，整粒用破布裝好後淥頭；茶箍是買用好的整塊，要洗時才敲下一塊來淥身軀。

還有些阿祖是將捏下一塊的茶箍稍微打拍後，用熱水沖散起泡（也有人是把它削削後放在鼎裡煮，之後再倒出來使用），再拿泡泡水（茶箍水）來洗頭髮和身體，最後再用清水沖乾淨。

如果將黃目籽和茶箍兩相比較，再對應臺灣南北的阿祖們習慣，可發現南部地區不知道是否因為沒有種茶，還是因為經濟較不好的關係，使用黃目籽的人較多；北部地方雖然許多人知道可以使用黃目籽，而且不需花錢就可得到，但因為用後很澀（阿祖們的說法是「感覺像較利」），所以幾乎都是使用茶箍，除非必要，不然是不太會用黃目籽清洗身體，只會拿來洗衣服使用。

其他還有像是豆水、尿液、礬、菜瓜水、豬膽、蛋液等等天然系的清潔物品，端視該家庭或地方的習慣、清洗的部位，和經濟力等因素而定。豆水依阿祖們口述，就是：

> 做豆腐或豆腐乾時，豆豆煮滾後，濾過布後的豆水，熱熱，頭髮用這個洗後會澀。那也可以洗衣，因為有漿，所以衣服會硬挺。

菜瓜水雖然是熟知的保養鎮熱良方，但用來洗澡卻會有黏、刺的不舒服感覺，而且來源不易，所以也只是「可以用，但不常被用」的清潔物品。礬則因為比較刺激，所以通常用在洗滌器物上，但也有位91歲的阿嬤說：

> 我母親有綁腳，洗腳時也是中午，用椅子坐，用腳桶，燒水在那邊洗；用礬洗，好幾天才洗一次。我那時候已經無綁腳。以前不知道為啥就突然都沒綁腳，不然很費事。

顯示它也可以拿來洗腳，但少有人會以礬來清洗身體。

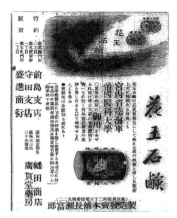

以上的方法從清朝到戰後都一直被持續地延用，但是自從日治時期大量引進和推廣新式肥皂（石鹼）後，不論是哪種的傳統清潔劑品，使用量都有明顯減少的趨勢。

在清潔之餘，還有些物品是能輔助滋潤身體的功效。如苦臭兼具的青圓色狀生豬膽，或是農家幾乎都有的雞蛋（使用的部分不一定是蛋白或是蛋黃），很多阿祖們都有小時候用它們來洗頭髮的經驗（不用每天洗，約一個月一、兩次）；過程中雖然腥臭難聞，但帶給頭髮的滋潤卻很好，因此知道可以使用的家庭，如果有購買或取得能力的話，也很喜歡使用這類滋潤性的物品。

全身清潔——沐浴生活

2.化工奇蹟成肥皂

現代肥皂（Soap）的製法和原料與傳統肥皂不同，是用化學法經中和作用製成，原料依製品而異，如洗滌肥皂的主要原料是油脂（牛油、椰子油及羊油等）、燒鹼（來自海水和電）及泡花鹼，香藥皂則是再添入香料及藥料，工業用肥皂則依它的用途而有不同的配製法。這種新式的肥皂在中國大約是出現在清初的康熙年間，臺灣很可能在清朝的時候已經有進口過新式肥皂，但被廣泛使用仍然是要到日治之後。它的稱號有「肥皂」、「石鹼」、「番仔茶籸」（過去以「番仔」稱呼外來貨物）、「雪文」＊（這個詞語很可能源自日文翻譯法文的Soap，後來

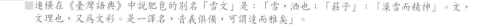

■連橫在《臺灣語典》中說肥皂的別名「雪文」是：「雪，洒也；「莊子」：『澡雪而精神』。文，文理也，又為文彩。是一譯名，音義俱備，可謂達而雅矣」。

商況一束

洗濯石鹸需要増

本島に於ける洗濯石鹸の需要は遂年增加する一方で殊に本島人間では野蠻から輸入される茶油粕を廢し石鹸を使用することになつたので之が移入漸次しく州加し昨年迄年額一萬萬以外であつたサンイト石鹸が本年は優に一萬二千箱に達する形勢である昨年迄臺北深中、臺南、高雄の各地に特約代理店が散在してゐたのを本年からは臺北桑田阿助商店が總代理店となり各地に間代理店を置いて販賣を統一することになつた値段ではサンライト石鹸六打入九圓五十錢ハーブ棕石鹸四號六十本入二十圓化粧用石鹸ではベルベット大形十二打入二十七圓二十四打入五十三圓ブラサー會社の製品中では此の三種が多く賣れるさうである

●1921洗滌石鹼的需要增加

臺灣に於ける

石鹸の消費増進

移入品共二百六十萬圓 一人當り五十錢

●1935臺灣石鹼的消費增進，一人約使用五十錢

臺語就叫作ㄙㄨㄚˋ ㄆㄨㄣˊ）等等，臺語還有形容肥皂泡為「鬼仔屁」。

　　新式肥皂在日治初期的臺灣，絕大部分是仰賴進口的；1902年時，臺灣全島才僅僅有大稻埕的恒昌洋行和若松洋行兩個地方有在生產洗濯用石鹼。後來不知為何，肥皂的魅力快速地席捲全臺，1910年代時在中上層的家庭中似乎已經頗普遍，二○年代時則不論在哪個階層都可以見到肥皂的身影，三○年代的中日開戰前，使用量更達歷年巔峰！這一方面顯示在婚嫁禮品中，肥皂不只是從無到有，更漸漸從時尚品轉型成為生活必需品；二方面從肥皂耗量的增加幅度，也暗示著臺灣人在衛生與健康程度的進展。而造成這種新式清潔劑使用量轉變的原因，除了肥皂可以用在許多的用途外，也是因為臺灣人洗浴頻率的增加、身體清潔的更重視，和受到社會教育如商家介紹、周圍人士使用，以及流行、時尚等自發性心理等影響所致。

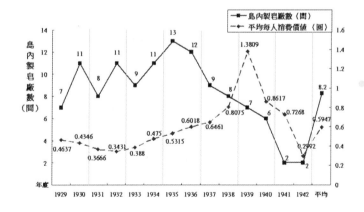

全身清潔──沐浴生活

當時的肥皂同今日坊間所見，有長條型的、單塊狀的，或是有洞洞造型的；色彩多元，也有依添加成分的不同而區分成洗衣皂、普通肥皂、香皂、面皂、身皂等等，使用者可依洗濯部位和喜好而選擇適用的皂類。通常來說，只要是肥皂都可以混用在頭、臉、和身體，但是依照皮膚的特性和感覺，洗臉時會使用比較好的物品（面皂），洗身體和頭髮的皂品會被混用（身皂）；如果經濟力足夠，洗面皂也會被用來清洗髮身，反之洗衣皂（衣皂）也可以拿來洗滌身體頭髮（筆者的父親就是利用洗衣皂洗身體的愛好者，他的說法是：洗衣皂「較利」，比較能夠被洗乾淨），但是卻不太能使用在顏面清潔上。從物品的使用上，再次反映出漢人觀念中身體各個部位的「階層性」──臉部最珍貴，次為身體，再次是手腳。

　　到了戰爭時期，物資的缺乏迫使肥皂的自製和進口量降低，以及消費和使用量的減少；待局勢更緊迫時，更開始有了肥皂的配給制度和最高價限定。這個反映在生活上，使呂赫若在1942年的日記寫下：「岳母送我肥皂。打針。五點多坐巴士經豐原回家。」同一年的吳新榮也在日記中記錄了終於買到肥皂後的心情：「今晚買了缺貨已久的肥皂，洗過澡，神氣清爽。」但由於洗澡已經成為固定的日常習慣，阿祖們也只得在肥皂的使用上更節省、增加粗質肥皂像是洗衣皂、傳統清潔劑像是茶箍等等的混用，或是另覓其他的清潔物品代替，甚至只用水沖一沖，但身體並不會因此而不清洗，阿祖們的重視清潔也可以從此處略見一二。

　　如果快速總結一下阿祖們在二十世紀上半葉所過的身體清潔生活，就是在二十世紀後，公共浴場陸續被興建，阿祖們不分男女漸漸會上浴場浸洗身軀，有助養成平日洗澡和浸浴的習慣。而政府政策中並沒有特別鼓勵或規定要設置浴間，但1910年前後，阿祖們的民宅中已經可

以見到有專門浴間的設置；到1930年代，雖然浴間多是場域狹小、設置不完全，但至少可以開始享有獨立且專門的洗浴空間，不用擔心用水噴灑的情形；這也促使阿祖們的洗澡方式和對身體的態度上（更增私密性）產生了改變。此外，除了增加公共澡堂和私人浴間的洗浴場所，阿祖們也在二十世紀初期增加對溫泉和海水的利用，它們也反過來助長阿祖們平常時候的洗浴風氣。在場域的改變外，阿祖們在洗浴頻率上也從不常洗浴，到夏季時會每日洗浴，冬季則一到三天會洗一次澡的較高頻率；而且如果當天沒有全身性的洗澡，則女子會小洗，男子會洗手腳。浸浴時，也從過往不洗身體直接入水，轉變為先洗身軀後再下水的衛生且具有公德的思想和態度。

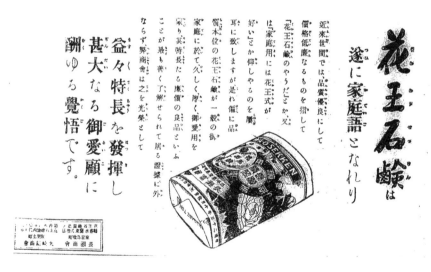

●1918花王石鹼‧家庭號‧特大版

非常時候的身體清潔法也因為新式思想而改變，例如婦女產前被教導要注重身體的清潔衛生、產時慣用的「消毒用雞毛水」受到產婆的制止、嬰兒從甫出生僅擦拭血汙轉變為多以清水洗身、小兒洗三和滿月的禮俗因為社會的忙碌和現代化思維而減少舉行；又像端午節是重視潔身潔境的節日，它的習俗從清朝到二次戰後並沒有太多變化，但是「潔身」和「潔境」的主要意義卻因為阿祖們平日已經注重身體和環境的衛生而漸漸喪失它的旨意，食粽和游江等娛樂活動的重要性相對大增；此外，喪時的洗淨和祭典前的沐浴潔身，雖然沒有因為社會或思潮的變遷而發生顯明的變化，但在人們平日已經習慣洗浴和注重清潔，以及科學觀念漸漸昌盛的前提下，「潔身沐浴」的本身能帶給執行儀式的人多少心理上的功效，就值得再深入思考。使用用具方面，盛水桶除分為上下身用的腳桶、面桶外，部分有能力負擔的家庭增加了浸浴用的風呂桶，甚至是含加熱設備的火釜風呂的使用；這在浴身方式的改變外，也代表阿祖們願意投資更多的金錢、時間在享受清潔身體的過程和物品上。身體的洗滌劑則和洗面用的洗滌劑一樣，從茶箍、黃目籽等天然物品轉而使用新式肥皂，但是豬膽、蛋等清潔暨滋潤用物，則沒有受到新式肥皂（石鹼）太多影響，仍然受到有能力使用的人家歡迎。

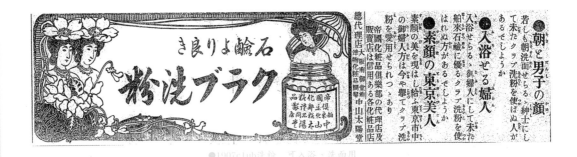

●1907club洗粉　可入浴·洗面用

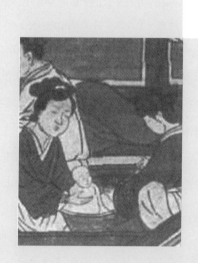

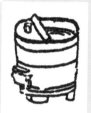

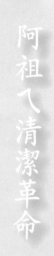

阿祖ㄟ清潔革命

清潔行為改變了嗎？

　　綜觀整個二十世紀上半葉，我們可以了解到二十世紀上半葉的阿祖們在身體清潔的行為和使用物質上，在顏面方面，晨起和飯後洗面的清潔法是阿祖們長久以來既有的固定習慣，而且行動簡易，又沒有和新時代的衛生思想相抵觸，所以洗面的行事作為上並沒有因為時局的變遷或動盪而發生巨大的變動，只有部份的使用物品會因為物質文化的進步而改變，以及在運用相關物品的觀念上發生了一些變化。例如洗滌劑漸漸轉變成新式的化學製石鹼、水的來源從河井直接提取到使用更便利的自來水道、用水從溫熱水到使用冷水、對使用水質的認知和要求提高，會注意到上游水源的乾淨和井戶的不受污染、相關的器皿和面巾從家族或多人共用的傳統漸漸興起私人私有的行為和觀念、特殊時候不只有傳統的挽面潔面法，也有婦女開始仿效日本人，用「以刀修面」的方法來除污去垢。

　　口腔方面，阿祖們在十九世紀末期前幾乎沒有刷牙，口腔日常就依賴早晨起床後不一定有的漱口、飯後喝湯或茶水，和特別盛行在中南部地方的咬嚼檳榔來進行清潔。但是最遲到日本治理臺灣後，已經可以見到現代式的牙刷牙膏在臺灣開始販售的情形；到1910年代，阿祖們的口腔清潔習慣上出現了漸次改變的現象，也就是晨起後開始有固定性的漱口行為，1920年代進展至早晨刷牙而晚上或許有漱口，最後是不論早晚都會刷牙；觀念上也從不知道為什麼要做、長輩說要刷就跟著做，到後來因為為看人做，或婚後不想口臭被另一半聞到而有主動性的在夜間刷牙，也知道刷牙的目的在預防齒病。物質用品的使用上，則從傳統的鹽、茶、手指等物品，轉變為現代式的牙刷牙膏，並且像面巾一樣，這些物品也有從公有共用到私人分野的趨

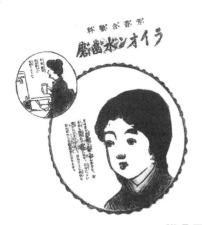

●1918ライオン水歯磨

勢。而口腔系統的痰和鼻涕，終二十世紀上半葉都仍然會被任意地揮棄在身體外的任何一個地方，但也有接受新教育的知識分子對這點產生反省，共同組成「手鼻涕同盟會」、在風俗改良會中倡導，鼓勵大家一同控制身體、維護公共衛生；當然，由政府所主導的結核等等傳染病的防治工作，也有助這類身體排泄物的棄置更受到規範。

　　頭髮的清潔也隨著男女斷髮的潮流風氣而呈現出和以往不同的變化。1910年代，男子大規模地剪辮，1920年代，女子斷髮蔚為風尚；剪髮後的梳篦頭髮仍然是生活中的必需，但已經不再像是過去長髮多虱多垢的時代，必須依賴每天「櫛髮」以去垢除虱、藉著髮簪「搔頭」、利用花香「遮油垢味」和得到清淨感覺，所以也使梳、篦、簪這一類的整髮工具原本就具有的潔髮功能大減。此外，斷髮也使傳統的民俗習慣中與頭髮相關的禮俗發生轉變，例如喪俗中未亡人要剃髮、辮髮尾端要依身分綁上不同色彩的髮帶，斷髮後，剃髮就改成剪辮，而綁辮子的色帶則改繫在髮上。但是不管頭髮如何變化，阿祖們整理頭髮時用來固定頭髮並且讓髮絲光澤滋潤的茶油等等的天然油脂類物品，沒有因為長短髮、直燙髮，或新式髮臘的輸入而發生使用上的改變，可是用量和需求度卻有因為頭髮的變短而減少相關產品的使用。

其次關於尻部的排泄和清理問題，阿祖們在十九世紀末期少有專門廁所的設置，身體需要排瀉時就利用室內的便桶或尿壺，或是任意地擇地排放。地點的選擇也會因為大小便而異，通常小便時男子是任意行之，女子則使用尿桶，而大便因為是重要的農作肥料，所以較常在居家附近的屎礐式廁所（男性和粵籍婦女）或室內的屎桶（閩籍婦女）排便。日治臺後，日本政府基於衛生和健康的觀念，陸續立法禁止民眾隨地大小便和規定各戶人家都要興建廁所；雖然法令會因為人力、財力等各種限制，使執行力道產生城鄉遠近的差別，但總督府對此投下的心力也多少獲得了一些收穫，這就表現在1930年代時的阿祖們已經產生了相關的自覺，隨地排泄的情形大減、廁所的設置大增、相關建物例如牆壁增設、屎礐仔枋消失、斜坡式地面、新式蹲式便器等等物質的改良……顯示阿祖們對於廁所的衛生和用廁態度上已經和之前不同。這種生活習慣的改觀也反映在民俗生活上，例如傳統婚俗中有屎尿桶、盤的禮俗，屎尿盤只是名義上感謝女方母親為新娘清理幼時屎尿的象徵，所以沒有太大變化，而子孫桶所包含的屎桶、尿桶、腳桶、腰桶等雖然仍然持續有被贈送，但屎尿二桶在實際使用上的功能已大減，所以有到最後沒有贈送，或是用簡化的水桶代替它的現象。

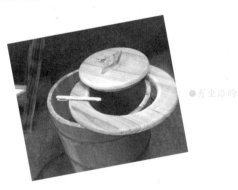

●有坐沿的便桶

擦拭用品方面，阿祖們可能在十九世紀時已經有人在使用紙張擦屁股，但歷來最被廣泛使用的還是用竹、木、麻桿等等自然品自行削製而成的「屎篦」，其他還有草、葉、石、布、水等等。日治中期，因為受到日人習慣影響和外來粗紙價跌、臺產製紙增加的激勵，阿祖們開始漸漸用粗紙拭除大便，甚至有婦女會利用草紙擦拭餘尿；此外，用紙或屎篦也關係到便後丟棄的問題，如果是用紙擦屁股，排便處的旁邊就必須另外放置一個桶子收集污紙，另外傾倒；但如果是用屎篦，則使用之後就直接丟入屎礐，再由挑糞的人夫一併清理和廢除。按照物質發展的順序，粗紙的使用應該是持續增長，但戰爭期間的物資缺乏，屎篦的原料又因為軍需而被大量增植，使原本可能會改用粗紙擦拭屁股的家庭仍然持續使用免錢又量多的屎篦，而部分已經開始使用粗紙的人則是在沒有能力繼續負擔的情況下，再退回到過去使用屎篦的狀態。而月經的處理用品，後來雖然增加了粗紙和衛生褲的使用，但在現代式的衛生棉產生之前，一直都是以黑布為主要；至於月經期間婦女污穢不潔的傳統忌諱，也因為新式教育和社會基礎知識普遍的增長，使婦女得以使用更正常的觀點面對「月經」情事，所以如何清理晒乾布片又不被他人看見，反而變成比各種傳統經期禁忌更令婦女們感到困擾的問題。

最後，關於軀幹的清潔，阿祖們原本的洗浴法主要是在黃昏前後的居家內外任擇一處用桶子裝水，拿濕布巾擦洗身體或以水澆淋，洗浴頻率不常，也沒有浸浴的習慣，所以體臭、體虱，和皮膚病充斥；但這並不代表阿祖們完全不重視洗浴衛生，例如每晚睡前洗腳就是一直以來不分男女老少的通則，又例如女子即使沒有全身性地洗浴，也多會每天洗一次下體。這些傳統的洗浴習慣在日治後都慢慢發生了一些改變。在場域方面，居家中的洗浴地點從房間、廚房或井旁，漸漸轉變為室內新建的專門且獨立的浴間；居家外的公共性洗浴空間例如澡堂、溫泉、海水等更被阿祖們接受和運用，並在享受更多洗浴樣貌、增加休閒處所的同時，也帶動起

洗澡次數增加和習於浸浴等洗浴習慣的改變。洗澡次數方面，洗浴的頻率也從古早時候的少洗浴增加為夏季時每日，冬季時約隔日一次；如果再配合上洗浴方式和穿鞋等生活型態的改變，則它們共同促使體虱在日治中期後大減，和每日睡前洗腳的行為減少。使用用具方面，裝水器從傳統的腳桶、面桶等，增加了大型浴桶像風呂桶或火釜風呂的使用，表現出阿祖們的洗浴習慣從擦洗澆淋到全身性浸浴的轉變；而加強身體潔淨程度的清潔劑品則和洗面所用的物品一樣，由黃目籽、茶箍等天然物品，轉變為以石鹼為主。活動進行的時刻，因為髮絲需要日曬，所以洗頭髮照舊以白天洗沐為主，但洗身體則有因為電燈的使用而更助長夜間洗浴的現象。

平常時候外，非常時期例如生喪節慶等的部分潔身習慣也隨著社會的改觀而發生變化。例如產俗中的產婦，產前時期從少洗浴到被鼓勵多浴身，產時從慣用的消毒用雞毛水到單純的溫熱水，產後的月內從完全不洗浴到少洗一點，只要注意防風；而嬰兒從甫出生僅擦除體污到1930年代前後已經多改用清水浴身，洗三和滿月的潔身禮俗到日治中後期被視為迷信，或是因為環境而減少儀式活動的舉行等等，以上質量上的改變，都是因為新教育和新思維的影響所致。其他還有像是端午節慶傳統潔身潔境的意涵，也隨著經常洗浴和重視居家潔淨等衛生習慣的改變，使原本「清潔」的意義漸漸被包粽子、賽龍舟等等的娛樂活動所取代；喪俗中的潔身潔境和祭典等大事前的潔身沐浴，即使它的程序和潔身潔心的傳統並沒有在這個時候發生明顯的改變，但執行時的實際成效有多少也值得我們再仔細思考。

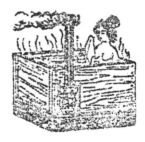

●家庭旅館常用箱

行為的改變傳達了什麼訊息？

　　整體而言，阿祖們的清潔生活在整個二十世紀上半葉的改變情形除了在用具上改用現代產品的變化外，也有著以下的變化和涵義：

1. 從只重視外貌的清潔美觀（面容、頭髮），到關注起他人看不見的全身各處的乾淨（口腔、身體），顯示阿祖們不再只是重視外表的體面而已，也切實關注到身體隱密部位的乾淨；

2. 清潔活動的位置從沒有專門的場域，到新設立的專門且獨立的空間（浴、廁、洗面間），雖然只是放置在居家後方的角落僻處，但也顯示對清潔活動必有一定程度的重視；

3. 自身體排瀉而出的污物例如痰、鼻涕、屎尿等，從任意地揮棄在身體外部的週遭環境，到不會隨意棄置，改放在專門處所像痰盂、流水、衛生紙、便所、便器等，以及帶著污垢的身體從直接下浴池到先流洗而後入池，均顯示從個人身體本身清潔的維持，進展到也關懷起公共環境的清潔，是公德心和替他人設想意識增長的表現；

4. 面巾、牙刷等物品有從全家或多人公有共用到個人私有專用的趨勢，顯示對於個人身體個體性意識的增強，可能也有著對細菌觀或傳染病意識的提高；

5. 在面對清潔用品和習慣的態度上，阿祖們有從習以為常、不覺得不好或不衛生等觀念、思想，轉變為知道這樣不好，並進而改變的主動性；

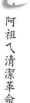

阿祖ㄟ清潔革命

6. 部分清潔禮俗也隨著日常行為和觀念的轉變而發生變動，例如屎尿桶婚俗、婦女不潔、嬰兒擦洗、端午洗浴等風俗，就因為新時代的行為和觀念的不同，產生例如禁忌降低、娛樂性質提高、現代衛生思想代傳統觀念而起等等現象。

以上所有的轉變多可以在1900或1910年代的社會上看到轉變的初始，1920年代現象明顯，1930年代時則是不分社會階層或城鄉地域，多可見到「質」或「量」的提升。阿祖們的身體清潔有如前所述的改變，它的理由很可能與日治時期臺灣的政治、經濟、社會、文教等發展有關。首先就政治層面而言，自1895年開始，阿祖們的清潔生活就註定會因為被習慣和觀念不同的異族統治而發生變化。例如1896年政府主動立法禁止隨地便溺和公告傳染病預防法、1898年市區改正、1899年訂下水規則、1900年公佈家屋建築規則和污物掃除法、1901年成立臺灣舊慣調查委會、1905年有大清潔法施行規則、1907年在家屋建築細則中增加各戶需建廁所一項……雖然各個法令除了取締隨地排溺和吐痰之外，其餘都跟阿祖們身體上的清潔沒有非常直接的相關，但卻會或多或少經由警察和保甲執行政策時傳輸一些相關的潔身理念，例如宣導人體排泄物會傳染疾病、浴廁對家屋建築的重要性、污水滲漏對公司環境的危害等等，阿祖們平常習以為常的潔淨觀念漸漸因為新式思想的「洗腦」而產生變動，進而主動的改進和形成為日常生活固定的一部分。

法令和政策外的教育部分，制式教育方面，受公學校新式教育的臺籍學童數從1899年開始每年都約有二到四千人的增長，1904年開始超過私塾的學生數，1916年後更是極快速地大幅增加。新式教育的課本和設備中不乏對於現代式清潔觀念的教導，例如要早晚洗面刷牙、便後

洗手、勤洗浴、到便所小便、不吐痰、紙拭鼻涕等，學校中也設有自來水設施和便所等衛浴設備，讓學童在有形無形中養成新式的清潔習慣；學童放學後不只會影響家人和鄰居，等到他們長大後，還很可能成為助長社會公私領域都清潔化的中堅份子——由自己本身做起，帶動整體社會氛圍的改變。非制式教育方面，除了政府一直以來均有在推動的衛生宣導日、教育講話會、宣傳手冊、展覽會等衛生思想的宣導活動，1920～1930年代也是各項社會運動例如各式同盟會、農民運動、政治請願運動，或主婦會、青年會、映畫會等等團體盛行的時期，這些公私團體對於生活合理化的推廣，也有助於阿祖們養成清潔、符合現代衛生的生活習慣。另外，1905～1915年在臺日人占總人口的比例有微幅增長，日本移民人數的增多對阿祖們清潔生活改觀的影響，也是不容忽視。

社會經濟的變化上，薪資和物價方面，阿祖們收入在1917～1920年有較前約近三倍地增長，1920年之後雖有微幅下降，1930年代前後又再起波動，但大致維持如前的水準。隨著工資的升跌，物價指數也跟著起伏高低，但變動的幅度較工資小，兩相比較之下，民家的財富有一定程度的增長，也有能力負擔一些比較昂貴的器物。物資和從業者方面，一次大戰後，日本政府也開始重視起臺灣民生工業的發展，隨著工業發達，從事工商業者的增加幅度較從事農田工作人數增長的幅度更大，也有助社會訊息的流動和對新觀念的接受度。

在當時臺灣的政治和教育的背景下，可說是由外而內和由內而外的對個人的行為和觀念產生影響，使阿祖們對於身體清潔的處理方式上漸漸的發生轉變；而社會繁盛、財富增長、物資增加、生活可用餘額增加、訊息流通和思維觀念的轉變，共同促進民眾有能力（錢）和有

阿祖ㄟ清潔革命

意願（認知）去改變自己和家人的生活方式，並帶動對於清潔生活的關注。這點表現在1920～1930年代，就呈現出各地都可以看到阿祖們晨起會刷牙、斷髮剪辮後頭蝨減少、不隨地便溺、建立專門的浴廁空間、用粗紙拭穢、較常洗浴、穿鞋外出、選用化學肥皂清潔面部和身體肌膚等等潔身行為、用物、場域、態度和觀念意識上的改變，並帶動傳統習俗隨之變化。以上的進展步調或快或慢，但一直是持續朝著日趨文明化、現代化、不自私化的方向發展，也漸漸深入生活，成為習以為常的生活習慣。即使到了1941年後戰況激烈的期間，使用物品上有因為消耗性物資的窘困而減少使用、降低用物的品質，或是退回到過去使用天然物品的狀態，甚至是「虱母」（頭蝨）再度猖獗，但阿祖們已經養成的清潔習慣和觀念並不太就因此隨著物質的退步或戰爭時期生活緊張的影響而有明顯的減退，顯示時人近現代式的身體清潔習慣已經成為定制，所以也才會對戰後新來到臺灣的住民在某些習慣例如吐痰、手擤鼻涕、隨地大小便等顯明的行為上，因為不再感覺習以為常，而留下特別的印象。

仔細想來，這本書中曾經提到的各種阿祖們的生活方式距離現在並不遠，但是因為社會的變遷太快，臺灣在短短的五十年，或是一百年間，就從傳統社會發展到現代社會，生活方式的變異和思維的改觀，都讓我們忽略和遺忘了過去；但是天下所有的一切事物都不是一下子就從無到有的產生而出，我們平日所認為的「習以為常」，其實都是得來不易的歷代智慧寶藏。這篇小小文章的目的在滿足自己大大好奇心的同時，也希望能藉著和您分享這個已經「遺失的美好」的機會，讓各位都能順帶地知道我們為何而變，如何改變，以及對自己的過去和未來更充滿了解和信心。希望各位在閱讀了這本小書後，都能更加享受現有美好生活的每一天。

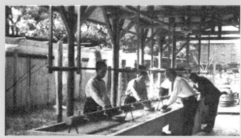

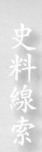

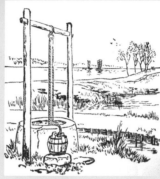

1. 歷年學生數暨學齡兒童　　　　（單位：人）

年度底	國民學校臺籍學生數	私塾學生數
1899	9817	25215
1900	12363	26186
1901	16315	28064
1902	18845	29742
1903	21403	25710
1904	23178	21661
1905	28430	19255
1906	32911	19915
1907	35583	18612
1908	37558	14782
1909	40650	17101
1910	43132	15811
1911	46440	15759
1912	51540	16302
1913	56908	17284
1914	62961	19257
1915	68967	18000
1916	78781	19320
1917	91792	17641
1918	111814	13314
1919	129580	10936

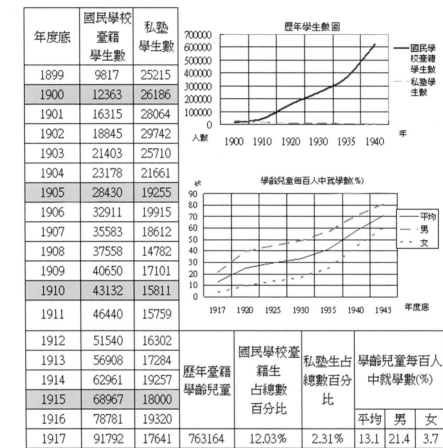

歷年學生數圖

國民學校臺籍學生數

私塾學生數

學齡兒童每百人中就學數(%)

平均　男　女

歷年臺籍學齡兒童	國民學校臺籍生占總數百分比	私塾生占總數百分比	學齡兒童每百人中就學數(%)		
			平均	男	女
763164	12.03%	2.31%	13.1	21.4	3.7
765399	14.61%	1.74%	15.7	25.1	4.9
637161	20.34%	1.72%	20.7	32.4	7.4

年度底	國民學校臺籍學生數	私塾學生數	歷年臺籍學齡兒童	國民學校臺籍生占總數百分比	私塾生占總數百分比	學齡兒童每百人中就學數(%)		
						平均	男	女
1920	155856	7639	608425	25.62%	1.26%	25.1	39.1	9.4
1921	178709	6962	633986	28.19%	1.10%	27.3	42.2	10.3
1922	201136	3664	658817	30.53%	0.56%	29.2	43.7	12.3
1923	215877	5283	652818	33.07%	0.81%	29.0	43.9	12.3
1924	221431	5165	649991	34.07%	0.79%	29.1	43.8	12.7
1925	221043	5173	664314	33.27%	0.78%	29.5	44.2	13.2
1926	217430	5507	669698	32.47%	0.82%	28.9	43.3	13.1
1927	220099	5376	680137	32.36%	0.79%	29.7	44.3	13.8
1928	224514	5597	695399	32.29%	0.80%	30.3	45.0	14.4
1929	234329	5805	719491	32.57%	0.81%	31.1	45.9	15.3
1930	249341	5964	732319	34.05%	0.81%	33.1	48.9	16.6
1931	266733	5383	754998	35.33%	0.71%	34.2	49.5	17.9
1932	282811	4722	772769	36.60%	0.61%	35.9	51.0	19.7
1933	310878	4494	705784	44.05%	0.64%	37.4	52.8	28.4
1934	336357	3524	830653	40.49%	0.42%	39.3	54.7	23.0
1935	365971	3176	863040	42.40%	0.37%	41.5	56.8	25.1
1936	399855	2458	901841	44.34%	0.27%	43.8	59.1	27.4
1937	446790	1469	943543	47.35%	0.16%	46.7	62.0	30.3
1938	501660	1034	996694	50.33%	0.10%	49.8	64.5	34.1
1939	549712	932	1040421	52.84%	0.09%	53.1	67.2	38.1
1940	622348		1093227	56.93%		57.6	70.6	43.6
1941	679716		1104907	61.52%		61.6	73.6	48.7
1942	741122		1124068	65.93%		65.8	76.6	54.3
1943	809997		991952	81.66%		71.3	80.9	60.9
1944	877551							

史料線索

189

2. 歷年全臺臺日人口 （單位：人）

年度	本島人	日本人	總人口	日人占全臺總人數比
1905	3055461	59618	3115079	1.91%
1910	3186605	98048	3284653	2.99%
1915	3414388	137229	3551617	3.86%
1920	3566381	166621	3733002	4.46%
1925	3924574	189630	4114204	4.61%
1930	4400076	232299	4632375	5.01%
1935	4990131	269798	5259929	5.13%
1940	5682233	346663	6028896	5.75%
1943	6133867	397090	6530957	6.08%

調查別 ＼ 職業別	第一次臨時戶口調查*1〈1905.10.1〉本業者	第二次臨時戶口調查*1〈1915.10.1〉本業者	第一次國勢調查〈1920.10.1〉本業者	第三次國勢調查*2〈1930.10.1〉職業〈日人稱產業〉
總計	1404475	1643398	1636867	4592537
農業	993380	1165378	1136988	1212083
水產業	33740	33326	30415	31182
礦業	10270	14878	18263	24286
工業	80205	132089	145933	151890
商業	92782	109293	116136	213380
交通業	29286	39825	47439	52592
公務自由業	31660	37484	51677	86791
家事使用人				14853
其他有業者	122153	97521	90016	3039
賴不動產等收入者	10999	13604		
無職業者				2802441

以上資料來源：筆者據《臺灣省五十一年統計提要》自行整理、繪圖。

史料線索

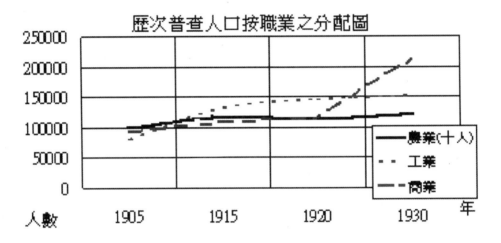

附註：
1.第一次及第二次臨時戶口調查其他有業者包括家事使用人。
2.第二次國勢調查無職業者包括賴不動產等收入者及各業從屬者。

參考資料

史料

◆ 丸山芳登編，《臺灣の衛生事情と其保健生活法》，北市：杉田書店，1929年。
◆ 山本三生等編，《臺灣地理大系（全）》，東京：改造社，1930年。
◆ 山根勇藏，《臺灣民族性百談》，北市：杉田書店，1930年。
◆ 天野馨編，《地理風俗臺灣事情》，北市：大川屋、山口屋，1895年。
◆ 片岡巖，《臺灣風俗誌》，北市：臺灣日日新報，1921年。
◆ 台中州警務部衛生課，《台中州保健衛生調查書》（第6~11回），台中：作者，1928~32年。
◆ 台北州警務部編，《便所の話》，北市：編者，1930年。
◆ 台北師範學校附屬公學校，《公學校教授細目》，北市：臺灣日日新報社，1921年。
◆ 台南州編，《台南州保建調查書 第二回》，台南州：編者，1924年。
◆ 臺灣公醫會，《臺灣の衛生狀態》，東京市：臺灣公醫會，1910年。
◆ 臺灣師範學校附屬公學校研究部著，《國語讀方科體操科教授に關する研究》，北市：臺灣子供世界社，1925年。
◆ 臺灣總督府，《臺灣公學校與國民學校國語讀本》（1~3），北市：南天，2003年。
◆ 臺灣總督府，《臺灣俚諺集覽》，北市：編者，1914年。
◆ 臺灣總督府員警官及司獄官練習所編，《臺灣衛生行政法要論（第九版）》，北市：無名會，1941年。
◆ 臺灣總督府衛生課，《臺灣衛生要覽》，北市：編者，1932年。
◆ 平島兵次郎編，《臺灣慣習大要（全）》，北市：台法月報，1927年。
◆ 仲摩照久編，《臺灣地理風俗大系》，東京：新光社，1931年。
◆ 池田敏雄，《臺灣の家庭生活》，北市：南天書局，1994年。
◆ 羽鳥重郎、荒井惠，《通俗臺灣衛生》，北市：臺灣日日新報社，1917年。
◆ 志波吉太郎，《臺灣の民族性と指導教化》，北市：作者，1927年。
◆ 村上玉吉，《臺灣紀要（全）》，北市：成文，1985年。
◆ 東方孝義，《臺灣習俗》，北市：同人研究會、南天書局書局，1974年。
◆ 海山郡教育會編，《（鄉土讀本）我等の海山》，台北：編者，1934年。
◆ 高雄州，《高雄州保健衛生調查書》（第6~10回），高雄：作者，1927~30年。
◆ 國分直一，《臺灣の民俗》，東京都：岩崎美術社，1986年。

史料線索

◆ 新井幸太郎，《思想善導と生活改善》，北市：新高堂書店，1924年。
◆ 新竹州，《新竹州保健衛生調查書》（第9~12回），新竹：作者，1932~33年。
◆ 鈴木清一郎，《臺灣舊慣婚喪祭と年中行事》，北市：臺灣日日新報社，1934年。
◆ 藤崎濟之助，《臺灣全誌（三）》，東京：中文館書店，1930年。
◆ **梶**原通好，《臺灣農民生活考》，東京：緒方武哉發行所，1941年。

◆ 《臺灣慣習記事》。
◆ 《台法月報》。
◆ 《臺灣協會會報》。
◆ 《民俗臺灣》。
◆ 《臺灣醫學會雜誌》。

◆ 《臺灣日日新報》，北市：五南複刊，1994年。
◆ 《臺灣民報》，北市：東方文化書局複刊，1973年。
◆ 《臺灣時報》，北市：東洋協會臺灣支部，1909~1918年。
◆ 《臺灣新民報》，北市：東方文化書局複刊，1974年。

專書

◆ 臺灣省行政長官公署統計室，《臺灣省五十一年統計提要（1894-1945）》，台中市：作者，1946年。
◆ 臺灣銀行經濟研究室編，《臺灣私法人事篇》，南投：臺灣省文獻會，1994.7年。
◆ 佐倉孫三，《臺風雜記》，北市：臺灣銀行，1961年。
◆ 吳新榮，《亡妻記》，北市：遠景，1981年。
◆ 吳新榮，《吳新榮日記（戰前）》，北市：遠景，1981年。
◆ 吳新榮，《**琑**琅山房隨筆》，北市：遠景，1981年。
◆ 吳濁流著，張良澤編，《南京雜感》，北市：遠行，1977年。
◆ 吳瀛濤，《臺灣諺語》，出版地不詳：臺灣英文，1988年。
◆ 呂赫若著，鍾瑞芳譯，《呂赫若日記（1942-1944）》，台南市：國家臺灣文學館，2004年。
◆ 林獻堂，《灌園先生日記》（1-12），北市：中央研究院臺灣史研究所籌備處、中央研究院近代史研究所，2000-2006年。
◆ 洪惟仁，《臺灣禮俗語典》，北市：自立晚報社，1986年。
◆ 洪憶萬，《建築廁所研究》，北市：三民，1966年。

◆ 張麗俊，《水竹居主人日記》（1~10），北市：中央研究院近代史研究所、台中縣：台中縣文化局，2000~2001年。

◆ 莊伯和，《廁所曼陀羅》，北市：二魚文化，2002年。

◆ 連橫，《臺灣語典》，北市：臺灣銀行，1978年。

◆ 陳主顯編，《臺灣俗諺語典（1-8）》，北市：前衛，1997-2005年。

◆ 鄭志敏輯錄，《日治時期＜臺灣民報＞醫療衛生史料輯錄》，台中：國立中國醫藥研究所，2004年。

◆ 筆者參與中央研究院臺灣史研究所「黃旺成日記研讀班」研讀資料，經同意後刊出。

主要受訪者

◆ 張秀娥、劉碧霞、孫網市、曾圓鳳、王阿月、陶香女、詹女士、王榮木、蘇榮昌

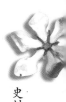

史料線索

國家圖書館出版品預行編目資料

臺灣日日新：阿祖ㄟ身體清潔五十年 / 沈佳姍作.
— 初版. — 臺北市 ： 台灣書房, 2009.01
　　面 ： 公分

ISBN 978-986-6764-52-3 (平裝)

1.個人衛生 2. 沐浴

411.1　　　　　　　　　　97007203

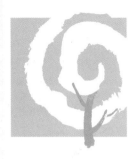

8V23

臺灣日日新：阿祖ㄟ身體清潔五十年

作　　者　沈佳姍 (104.5)
美術設計　小題大作
主　　編　Meichiao
編　　輯　Fran Hsieh、Audrey Chang

發 行 人　楊榮川
出 版 者　台灣書房出版有限公司
地　　址　台北市和平東路二段339號4樓
電　　話　02-2705-5066
傳　　真　02-2705-6100
郵政劃撥　18813891
網　　址　http://www.wunan.com.tw
電子郵件　tcp@wunan.com.tw
總 經 銷　朝日文化事業有限公司
地　　址　台北縣中和市橋安街15巷1號7樓
電　　話　02-2249-7714
傳　　真　02-2249-8715

顧　　問　元貞聯合法律事務所　張澤平律師

出版日期　2009年01月初版一刷
定　　價　新台幣260元整